蔡建平 骨伤诊疗经验集萃

——刘氏骨伤传承实践

主审 蔡建平

主编 张贤 沈杰枫

中国健康传媒集团

中国医药科技出版社 · 北京

内 容 提 要

"刘氏骨伤"疗法传承至今已有百年，为江苏省省级非物质文化遗产传统医药类保护项目。江苏省名中医蔡建平为"刘氏骨伤"第四代传承人，本书详细介绍了蔡建平教授的从医之路、学术体系、临证验案等。本书内容丰富，图文并茂，实用性强，可供从事骨伤科、推拿科等专业的医生参考阅读，也可供医学生及中医爱好者借鉴学习。

图书在版编目（CIP）数据

蔡建平骨伤诊疗经验集萃：刘氏骨伤传承实践 / 张贤，沈杰枫主编 . -- 北京：中国医药科技出版社，2025. 9. -- ISBN 978-7-5214-5479-6

Ⅰ . R274

中国国家版本馆 CIP 数据核字第 2025FM0468 号

美术编辑　　陈君杞
版式设计　　也　在

出版　**中国健康传媒集团**｜中国医药科技出版社
地址　北京市海淀区文慧园北路甲 22 号
邮编　100082
电话　发行：010-62227427　邮购：010-62236938
网址　www.cmstp.com
规格　710×1000mm $^1/_{16}$
印张　10 $^3/_4$
字数　205 千字
版次　2025 年 9 月第 1 版
印次　2025 年 9 月第 1 次印刷
印刷　北京印刷集团有限责任公司
经销　全国各地新华书店
书号　ISBN 978-7-5214-5479-6
定价　**45.00 元**

获取新书信息、投稿、为图书纠错，请扫码联系我们。

编 委 会

主　审　蔡建平

主　编　张　贤　沈杰枫

副主编　胡　钢　葛文杰　戴国达

　　　　肖清明

编　委　贾鹏飞　张小强　张文博

前　言

中医骨伤科学，源远流长，肇始于上古先民对创伤与疾病的朴素认知，历经数千载传承与创新，形成了以"整体观""动静结合""筋骨并重"为核心的独特诊疗体系。从《黄帝内经》奠定"肾主骨""肝主筋"的理论根基，到华佗创制"麻沸散"开外科手术之先河；从唐代蔺道人在《仙授理伤续断秘方》中系统总结骨折整复之法，至明清医家完善"内外兼治""气血调和"的临床思维，中医骨伤始终以天人相应的哲学智慧，融手法、方药、导引于一体，在骨伤、筋伤等领域彰显出不可替代的疗效。

然中医之精髓在于临床实践之鲜活。医案者，乃医家临证思维之实录，亦是中医学术传承之载体。一例经典医案，既可窥见四诊合参之精妙、辨证立法之严谨，亦能体悟"同病异治""异病同治"的圆机活法。尤其在骨伤领域，疾病多外显于形、内连脏腑，非精研气机升降、经络流转者，难以明辨标本缓急。故整理中医骨伤医案，非仅为存验方、录治法，更在于揭示"形神共调""治未病"的深层逻辑，为现代骨伤疾病的防治提供东方智慧。

兹有名医蔡建平，肇自锡城，源于梅里，仰承刘氏骨伤之苗裔，俯览中外医术之奥妙，勤于岐黄而自修成一脉之始，授以众徒而造杏林之材。本书所辑医案，涵盖骨折、脱位、骨关节炎、骨质疏松、颈腰椎病等常见骨伤疾病。每案皆以病证为纲，辅以按语解析，力求还原蔡师临证时的动态思辨过程：如何从局部肿胀疼痛中察脏腑虚实？如何因患者体质差异而灵活化裁古方？如何借刘氏正骨手法之"刚"以复其形，凭汤药、膏贴之"柔"以养其本？凡此种种，

1

皆以临床实效为要旨，以启迪后学为初心。

今人治骨伤，或迷信手术，然中医骨科"简、便、验、廉"的特色不可偏废。望此书能架设一座古今对话之桥——让传统正骨手法与现代医学相印证，令草木金石之性与细胞分子机制相贯通，使中医骨伤在守正创新中永葆生机。书中难免疏漏，恳请同道指正，唯愿岐黄薪火，代代相传，福泽众生。

编者

2025 年 4 月

目　录

第一章　从医之路

第二章　学术体系

第三章　临证验案

第一章　从医之路

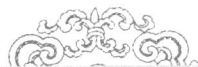

第一节　勤奋上进，求学进取

蔡建平教授出生在"泰伯奔吴"的千年古镇——梅村，1975 年 7 月完成高中学业，响应号召——"广阔天地大有作为"，回乡务农，劳作于乡野之间，躬耕于伯渎之畔。当时的医疗技术条件不足，农村地区的医疗很大程度上还停留在以"赤脚医生"为代表的较低水平阶段，年轻的蔡建平耳闻目睹周围群众因为医疗条件限制、治疗检查手段不足，常被血吸虫病、肺结核等传染疾病反复袭扰，因跌打损伤等病情造成残疾或丧失劳动力。在 1977 年 12 月，蔡建平有幸作为会务人员参与梅村公社卫生院承办的江苏省血吸虫病防治工作现场会，其间获得了与医疗卫生专家接触的宝贵机会，这是他第 1 次正式接触医疗卫生事业，感叹医学的博大精深，对此萌生了极大的兴趣，遂有志学医，以期救助人民群众，守护百姓健康。

适逢特殊时代结束，国家恢复高考制度。有感于知识的不足，蔡建平心里萌生进一步求学的渴望。他白天在生产队里勤勉劳动，晚上坚持在夜校学习，认真补习文化知识，常常温书至深夜时分，功夫不负有心人，蔡建平终于在 1979 年 9 月以优异的成绩，如愿考上了南京中医学院（现南京中医药大学）中医系。

当时的南京中医学院，大师云集，名家荟萃，周仲瑛、徐景藩等一批名医会聚于汉中门校区，各家思想碰撞交流之时，也不断滋养着如蔡建平教授一般的年轻中医学子。就读期间，年轻的蔡建平学习刻苦，不断求索，在各位大家的指点下广泛学习了中医经典和西医学知识，专业知识成绩一直名列前茅。蔡建平早早认识到行医是一项如逆水行舟的漫漫长征，强健的体魄与坚韧不拔的毅力非常重要。课余时间他热衷于体育锻炼，强健身体，磨炼意志，尤为擅长长跑、篮球等项目。1984 年 7 月，蔡建平以优异的成绩大学本科毕业。

毕业后，蔡建平在无锡市荡口人民医院（现无锡市传染病医院）工作，从门诊、急诊、病房开始，逐步积累临床经验，为日后行医之路打下坚实基础。1987 年 3 月，蔡建平调至无锡市中医医院工作，此后迎来了事业和人生的快速发展。

蔡建平进入无锡市中医医院后，面临专业方向的抉择。他有感自身对于骨伤的浓厚兴趣，结合工作中的不断见闻学习，看中刘氏骨伤百年传承的历史沉淀，遂主动要求进入"又累又苦"的骨伤科工作。

刘氏骨伤流派于清末由锡城名医刘济川先生创立，其子刘秉夫先生作为第二代传人，是刘氏骨伤的代表性人物，参与无锡中医联合诊所（无锡市中医医院前身）的创立。自 1954 年初创立伊始，无锡市中医医院骨伤科便一直作为刘氏骨伤流派的传承发展之地，在刘秉夫、周时良、苏中和等前辈的带领下，骨伤科形成了以中医骨伤手法、整复、夹板、药物为特色的诊疗体系。随着时代的发展，20世纪 80 年代，周时良担任骨伤科主任，周主任早年便跟随刘秉夫先生学习，是刘氏骨伤的第三代传人，他在传承传统中医骨伤技术的同时，眼光长远，认识到作为现代医院的科室，中西医并重发展才是未来骨伤科发展的趋势，并不断探索融合现代手术技术丰富刘氏骨伤流派的内容。在他的带领下，无锡市中医医院骨伤科在传承传统和现代技术上都有了长足的发展。1983 年无锡市中医医院骨伤科病房便开始开展骨伤手术治疗。中西医齐头并进为骨伤科室的发展带来了巨大的活力和全新的视野。《中庸》云："君子之道，辟如行远必自迩，辟如登高必自卑。"医学技术亦是如此，脚踏实地，亦步亦趋，"刘氏骨伤"中西医技术并重的传承需求和发展规划，对于初入骨伤科的蔡建平教授提出了相较于前人更高难度的挑战。初次接触临床工作的蔡建平有幸得到了周时良主任的精心指导，周时良主任不仅毫无保留地传授深厚的专业知识和丰富的临床经验，还给蔡建平广泛学习和实践操作的机会，且严格要求，这使得蔡建平具备了扎实的基础功底。周时良主任在指导蔡建平的过程中，始终强调严谨、细致、负责的工作态度。在周时良主任的严格要求下，蔡建平逐渐养成了良好的临床习惯，提高了自己的专业技能和应对突发事件的能力。经过一段时间的学习和实践，蔡建平具备了扎实的临床理论知识和实践经验。

干一行，爱一行，钻（专）一行。青年的蔡建平，出于对临床的热爱，一直渴求学习中西医骨伤知识。

1999 年 8 月，为了更好地学习和传承刘氏骨伤，已经积累了一定工作经验的青年医生蔡建平，作为医院的跨世纪人才培养对象结对签约，正式拜刘氏骨伤第三代传人邹文浩、王心支两位主任为老师，师徒结对，面对面、手把手地学习三指按摩理筋手法，设计改进纸质支架夹板，传承刘氏骨伤整骨手法，结合经皮穿针固定，提高临床疗效，发表《穿针内固定加夹板外固定治疗孟氏骨折 23 例》（南京中医药大学学报，1999 年 3 月）、《经皮穿针内固定治疗桡尺骨骨干骨折 33例》（中国骨伤，1999 年 6 月）等学术论文，传承和发展刘氏骨伤疗法，并向周边地区大力推广刘氏骨伤技术。

刘氏骨伤擅长手法整复、外治理伤，蔡建平在两位前辈的悉心指点下，在传统整骨手法、夹板固定技术方面积累了丰富的经验，尤其是针对儿童肱骨髁上骨折的整复、固定及肘内翻的预防，逐步形成了自己独到的见解，也在临床取得了较好的效果，为不少外伤儿童免除手术之苦，发表论文如《改良肱骨髁上夹板的研制及临床运用观察》（江苏中医，2000年3月）。应用刘氏骨伤技术治疗四肢长骨骨折，尤其是牵引结合手法复位、小夹板固定治疗下肢骨折，四边形支架外固定治疗复杂胫腓骨干骨折，具备创伤小、后遗症少等现代"微创"理念。蔡建平精于脊柱源性腰腿痛的中医治疗，经验总结见于《腰腿痛防治和食疗100法》（中国医药科技出版社，1996年）。

伴随着临床经验的积累，现代骨科的发展也深深吸引着蔡建平的目光，许多困扰临床的难题，在现代骨科常常能找到解决的方案。早在1989年3月，蔡建平到解放军101医院（现联勤保障部队第904医院）进修学习无菌技术、手术入路、生物力学、内固定技术，这对于与夹板、膏药朝夕相处的年轻蔡建平来说，既是新奇的，又有一种久违的亲切感，是那种"见过就不想错过"的热爱，经过半年的学习，蔡建平丰富完善了为患者服务的骨伤技能，更打开了一扇指向中西结合治疗骨伤的窗口，从此，蔡建平不但个人的临床医术突飞猛进，也带动了科室跨越式发展。

2000年6月，蔡建平到上海市第六人民医院进修学习关节骨科，回院后在市内较早开展胫骨结节移位手术治疗膝骨关节炎、关节镜下腘绳肌肌腱交叉韧带重建等手术。

2000年12月蔡建平继续赴德国交流学习，注重AO内固定技术的引进和开展，随着DCP、LCP、MIPPO技术的引进，创伤救治能力全面提升，科室迅速壮大，为二级分科、骨伤中心的建设打下良好的基础。

蔡建平教授精研医理，医术日益精进。

一、勤奋刻苦，持之以恒

蔡建平教授常言，学医无捷径，医术精于勤，任何知识的获得都离不开勤奋。他的从医之路，始终贯穿一个"勤"字。几十年来，无论酷暑严冬，他都坚持早起晚睡，勤于学习，勤于临床，终于成为德术双优、学验俱富的名中医。蔡建平教授总结学医要做到"三勤"：①勤于思考临床问题。医学是一门实践科学，临床问题复杂多变。临床医生需要时刻保持对临床问题的敏感度，善于从实际病例中发现问题、分析问题，并尝试解决问题。思考临床问题有助于培养医生的批判性思维和解决问题的能力，使其在面对复杂病情时能够迅速作出判断并制订相应的治疗方案。②勤于学习他人经验。学医要多听多问，要虚心听取别人的意见，从中受到教益，不断充实自己。蔡建平教授不但精读中医经典著作《黄帝内经》《难经》《伤寒论》《金匮要略》《神农本草经》，还根据自己的专业选择历代重要的医家名著认真攻读，悉心研讨，以补经典之未备，如《仙授理伤续断秘方》《洗冤集录》《医宗金鉴·正骨心法要旨》《医学衷中参西录》等。据粗略统计，蔡建平教授读过的医学著作有 200 余部，这对蔡建平学术思想的形成具有极大的影响。③勤于收集病例。病例是医学学习的重要资源，通过搜集和积累病例，可以更加直观地了解疾病的临床表现、诊断和治疗过程。几十年来蔡建平教授收集不同种类、不同阶段病例的临床资料，而且定期回访患者，收集相关数据和信息，为临床研究和治疗提供有力的支持。

二、勤研古训，博采众长

蔡建平教授与邹文浩、王心支两位前辈结对拜师后，更加刻苦学习，勤奋工作，继承和发展"刘氏骨伤"治疗四大特色体系，即"刘氏骨伤特色整复手法""刘氏骨伤特色系列外治药物""刘氏骨伤特色系列内服制剂""刘氏骨伤特色固定器材"，成为"刘氏骨伤"第四代学术传承人。经过近 40 年的临床实践，蔡建平教授积累自身经验，进一步优化刘氏骨伤疗法，注重内外合用，手法和药物并施，身心同治。蔡建平教授强调操作手法要"手摸心会、心手合一"，骨折脱位整复遵循"逆损伤机制""杠杆原理"等整骨原则，结合西医学影像学等技术，复位相对更加科学，成功率明显提高。蔡建平教授传承刘氏骨伤"三指按摩"手法，并融合、借鉴"一指禅推法"等相关流派手法，总结出系列手法，如"一指筋结点推法，二指痛区旋摩法，三指循经按擦法"，主要用于治疗颈椎病、腰腿痛、冻结肩等慢性退行性疾病，疗效甚佳。蔡建平教授还强调药不在多而在精，量不在大而在中病，贵在轻灵活泼，恰中病机，以求尽快地减轻患者的痛苦。

蔡建平教授定期拜访"刘氏骨伤"传人周时良、邹文浩、刘光人三位老中医药专家，通过访谈式的聊天，听取三位老中医药专家讲述历史典故，梳理"刘氏骨伤"的起源及传承脉络，整理刘氏骨伤及老中医药专家学术思想和临床经验，编辑并出版学术经验专著《刘氏骨伤临证备要》。

三、中西并蓄，摆正主从

蔡建平教授治学严谨，在坚持以中医为主的基础上，临床和科研工作中充分利用现代化科学技术手段来丰富治疗方法。蔡建平教授于解放军 101 医院（今联勤保障部队第 904 医院）学习骨科手术技术后，率先在无锡市中医医院开展"人工股骨头置换术""血管移植术"等当时较为先进的骨科手术。在上海市第六人民医院学习人工全髋、膝关节置换术，关节镜技术，后赴德国学习 AO 内固定技术，学成后在本院率先开展先进治疗技术，提高复杂、高危复合伤患者的救治能力。他虚心向西医同道学习，接受新知识、新概念。他认为中医要实现现代化，必须深入研究其理论实质，并始终坚持以提高临床疗效为中心。

四、师古不泥，求实创新

蔡建平教授强调在学习和借鉴古代医学知识、技能和思想时不应被传统所束缚，而是根据现代社会的临床实际情况和具体需求进行灵活运用和创新发展。他反复强调理论联系实际的重要性，为解决临床实际问题，蔡建平教授在大量临床实践的基础上求实创新，不断推陈出新。他指导并参与发明了"跟骨骨折调节式整复固定支架""解剖型塑形纸质支架夹板""桡骨远端骨折无创调节式夹板托支架""充气式下肢皮肤牵引装置""肱骨骨折的外固定支具""基于展肩悬蹲法练功设计的冻结肩锻炼器"，均获专利授权。

蔡建平教授治学严谨，学识广深，理论扎实，注重实践。他在长期对骨质疏松患者的诊疗中，通过总结传统中医学认识中"肾主骨"的思想，发现骨质疏松的患者中医辨证多为肾精亏虚，肾阴、肾阳亏虚者皆有，运用补肾中药杜仲治疗骨质疏松患者疗效甚佳，故而进行了一系列的相关实验研究。如 2007 年在无锡市社会发展项目（CSE00713）资助下，开展了补肾中药杜仲对防治原发性骨质疏松的实验与临床研究；2009 年在江苏省中医药管理局指令性课题——"杜仲提取物诱导骨髓间充质细胞成骨分化的信号转导研究"（LZ09102）资助下，开展了杜仲抗骨质疏松有效组分的提取分离，并对骨髓间充质细胞成骨分化的分子信号及基因表达进行了一系列的研究。

在膝骨关节炎的治疗方面，蔡建平教授亦有其独到之处，其辨治核心在于病机认识，总结膝骨关节炎的病机特点，证候诊断的过程是在错综复杂的症状中找到反映膝骨关节炎各个证候本质的症状，进行细致的辨证论治，蔡建平教授将化瘀贯穿膝骨关节炎急性发作期、迁延期、慢性反复期的始终，基于"从瘀分期论治"理论所拟的通络治痹汤，按照"急则治其标，缓则治其本"的基本原则进行遣方用药，并取得较好疗效，开展了多项相关课题。

2011 年蔡建平教授主持国家中医药管理局项目中医药科技专项"补益中药对关节软骨损伤修复机制的研究"，从临床效果、动物实验、MSCs 培养和基因表达等方面展开了一系列研究，取得了理想的结果。2014 年获得无锡市卫生健康委员会资助课题"基于辨证分型理论规范化治疗膝骨关节炎的研究"（项目编号：YGZXM14046），2015 年获得无锡市卫生健康委员会资助项目"基于辨证分型理论应用通络治痹汤加味治疗膝骨关节炎的临床研究"（项目编号：06–07JP21），2019 年获得无锡市卫生健康委员会课题"通络治痹方干预自体软骨移植术后骨－软骨交互作用的试验研究"（项目编号：Q201916）。通过临床试验证实了通络治痹汤对膝骨关节炎患者的治疗效果，通过实验研究提示通络治痹汤能够抑制炎症反应，延缓软骨退化，促进软骨修复，改善关节生理功能。

第二节　名医传承，弘扬中医

自清末以来，西医学对传统中医药文化造成了巨大的冲击，1949年中华人民共和国成立后，党和政府高度重视和保护发扬民族医药事业，出台了一系列的政策扶持，以延续中医药血脉。可以说，中医学和西医学是人类医学之树上生长出来的两个枝繁叶茂的分枝。虽然现在连接中医学和西医学的桥梁越来越多，正在相互结合、共同发展，但中医学与西医学的研究方法及理论体系差别很大，中医学的研究方法蕴含着系统论，主要以整体为着眼点，多以定性观察为手段，一般采用综合的方法进行辨证论治；西医学的研究方法体现着还原论，主要以局部为着眼点，多以定量实验为手段，一般采用分析的方法进行辨病论治。

现如今，中医药作为中华民族的瑰宝，承载着千年的智慧与经验，其独特的理论体系、丰富的诊疗方法和显著的疗效，迎来了前所未有的发展机遇，可以说，中医药的春天已经到来，中医药人必将大有可为。蔡建平教授亦是在这样的大背景下，凭借着自己刻苦学习的精神，在恢复高考制度后考上南京中医学院（现南京中医药大学），在高等院校中完成了中西医理论基础的夯筑，工作后，在政策鼓励和自身努力下，他师承刘氏骨伤一脉，并融合发展出自己的理论体系和诊疗思想，走出了一条以中医为本、西医为用的中西医结合之路。同时，他深知政策指引的意义，也知道中医药事业的发展离不开党和国家政策方针的引领。

蔡建平教授认为中医药现代化发展必须坚持"传承精华，守正创新"的宗旨，具体要做到以下三点。一是传承，传承中华文明精华，厚植中医中药情怀。中医药的发展，深深根植于中华文明的深厚土壤中，离不开中华文明的哺育与熏陶。中医人要传承中华优秀传统，弘扬中医药先进文化，寻求古训，博采众方，培根铸魂。二是守正，夯实中医经典功底，坚守中医临床思维。经典的魅力在于亘古恒心，永不褪色；中医学的生命力在于中医临床。中医人要加强中医经典研习，坚持中医理论体系；要加强临床实践，坚持中医临床思维，谨守病机；同时做到"观其脉证，知犯何逆，随证治之"。三是创新，借鉴西医学科学，中西医结合协同发展。中医药的发展历史告诉我们，开放包容、探索创新、追求真理，是中医学作为自然科学属性的本质要求。中医人必须解放思想，与时俱进，打破学科框架，广泛借助现代科学最新方法与成果，为我所用，在交叉、碰撞、融合中得到发展。

1998 年 12 月蔡建平担任骨伤科科主任、骨伤科学科带头人，他敏锐地注意到学科建设的示范引领作用，积极筹划，并在省内中医院梯队较早成功地创建省级中医重点专科。他于 2003 年 3 月担任无锡市中医医院副院长，完成本院骨伤科历史上最重要的架构调整，即二级分科，初期架构包括关节骨科、脊柱骨科、显微骨科、正骨科等科室，在守正传统中医药的同时，对西医的技术、理念兼容并蓄，开启了无锡市中医医院骨伤科大发展的序幕。2005 年 5 月，科室成功创建无锡市中医骨伤中心，是市内首家骨伤中心，后续逐步成立小儿骨科、骨伤康复科，规模和架构日趋完善，各二级专科奋勇争先。2008 年 7 月，无锡市中医医院骨伤科成功入围国家中医药管理局"十一五"重点专科建设单位，骨伤科的科室发展和学科建设迈进快车道。蔡建平教授还带领医院成功创建国家药物临床试验机构，骨伤专业组成为首批 GCP 专业组之一。2004 年 12 月，蔡建平获批南京中医药大学硕士研究生导师资格，医、教、研协同发展，全面进取。2012 年，蔡建平获南京中医药大学博士研究生导师资格，至今已培养博士、硕士研究生 26 名。

蔡建平教授曾任江苏省中医药学会骨伤科专业委员会荣誉副主任委员，无锡市中医药学会副会长，中华中医药学会骨伤分会委员，全国颈肩腰腿痛研究会常务理事，江苏省中医药学会骨伤科专业委员会副主任委员，无锡市中医药学会骨伤专业委员会主任委员，为江苏省省级非物质文化遗产及无锡市非物质文化遗产代表性项目"刘氏骨伤疗法"第四代传承人，江苏省"333 跨世纪学术、技术带头人培养工程"培养对象，江苏省首届优秀青年中医药工作者，无锡市"振兴中医杏林奖"获得者，无锡市劳动模范，无锡市有突出贡献中青年专家，无锡市名医，无锡市首届中医骨伤首席医师。2020 年 5 月评选为江苏省名中医，同年 12 月成立无锡市名中医工作室，2021 年 12 月成立蔡建平省名老中医传承工作室。蔡建平教授在岗位上积极建言献策，参与制订了很多有益于中医药发展的政策。他并未将这些身份当作一种荣誉，而是借助这些平台提出自己从事中医临床、教学、科研工作数十年来的一些所思所想，为医院的成长、中医药学的发展开拓成就。

在中华大地，中医药宛如一颗璀璨的明珠，闪耀着千年智慧的光芒。其源远流长的历史，蕴含着无数先辈们对生命奥秘的探索与总结，是中华民族珍贵的文化瑰宝。然而，在现代科技迅猛发展、医学模式不断变革的时代浪潮中，中医药事业既面临着前所未有的机遇，也遭遇着诸多挑战。"十年树木，百年树人"，蔡建平教授深刻认识到，传承中医药事业的核心在于培育一代又一代德才兼备、守正创新的青年人才。只有源源不断地为这一古老学科注入新鲜血液，才能使其在现代社会的舞台上焕发出勃勃生机，展现出独特魅力，为人类健康福祉贡献更大力量。

一、守正创新——传承理念的基石

中医药学是一座博大精深的知识宝库，其理论体系蕴含着深刻的哲学思想和丰富的实践经验。但在历史的长河中，若一味因循守旧、故步自封，这些珍贵的学术思想必将逐渐被时代的尘埃所掩埋，难以在更广泛的领域传播与发展。蔡建平教授坚信，中医药传承并非简单地复古，而是要在坚守正道的基础上，积极拥抱创新。他深知，只有将中医药思想深深扎根于青年学子的心田，让其如同种子一般，在适宜的环境中生根发芽、茁壮成长，才有望培育出一片繁茂的学术森林，为中医药事业的未来撑起一片广阔的天空。

蔡建平教授常对学生们说："中医之妙，在于其对人体整体观的把握和辨证论治的精准。但这并不意味着我们要排斥现代科学技术，相反，应将其视为推动中医发展的有力工具。"在他看来，守正与创新是相辅相成的辩证统一关系。守正，是对中医药经典理论、核心思想和传统诊疗方法的传承与坚守，这是中医药的根基所在；创新，则是在遵循中医药自身发展规律的前提下，积极借鉴现代科学技术、医学理念和研究方法，为中医药的发展注入新的活力。例如，在中医骨伤科领域，传统的正骨手法有着独特的优势，但借助现代影像学技术，如 X 线、CT、MRI 等，可以更精准地了解骨折的类型、移位情况以及软组织损伤程度，从而为正骨手法的实施提供更科学的依据，提高治疗效果。这种在传承中创新，以创新促进传承的理念，贯穿于蔡建平教授的教学与科研实践之中，成为他培养中医药人才的重要指导思想。

二、倾囊相授——教学之路的坚守

自荣膺研究生导师的神圣使命以来，蔡建平教授便将全部心血倾注于中医药人才的培育事业。门诊、病房、手术室都是知识的海洋，也是智慧的熔炉，更是传承中医药文化的重要阵地。20 余载岁月匆匆过去，他始终坚守在教学一线，风雨无阻，从未有丝毫懈怠。

在研究生教学中，蔡建平教授犹如一位智慧的舵手，引领着学生们在中医药知识的浩瀚海洋中畅游。他将自己一生所学的知识宝藏，毫无保留地展现在学生们面前。无论是难懂的中医骨伤理论，还是丰富多样的临床实践经验，都被他以生动形象、深入浅出的方式传授给学生。同时他还鼓励学生多读中医经典，他深知，经典著作是中医药学的源头活水，只有深入研读经典，才能真正领悟中医的精髓。因此，在讲解经典时，他常常旁征博引，结合古代医案、历史典故以及现代临床实例，将那些抽象的理论知识讲解得妙趣横生。

除了课堂教学，蔡建平教授尤为重视学员跟师学习这一传统的中医药传承方式。他认为，跟师是学生们近距离感受中医魅力、领悟中医思维的绝佳机会。在跟师过程中，学生们犹如学徒在师父身边耳濡目染，从望、闻、问、切的每一个细微动作，到辨证论治的每一个思维环节，都能得到最直观、最深刻的学习体验。在中医骨伤科的跟师教学中，蔡建平教授更是言传身教，将自己多年积累的正骨绝技和临床经验悉心传授给学生。他常常教导学生们："骨伤之治，首在正骨。而正骨之要，在于手法精准、力度得当、感知敏锐。"每当有骨伤患者前来就诊，蔡建平教授都会先仔细询问患者的受伤经过、症状表现以及既往病史。随后，他会亲自为患者进行体格检查，从受伤部位的肿胀程度、压痛部位、关节活动范围到肢体的感觉、运动功能等，每一个细节都不放过。在检查过程中，他会一边操作，一边向学生们讲解如何通过触摸骨骼的形态、位置以及软组织的张力变化来判断骨折或脱位的类型和程度。例如，在检查桡骨远端骨折患者时，他会用手指轻轻触摸患者的腕关节，感受骨折断端的移位方向、成角情况以及是否伴有下尺桡关节脱位等，并向学生们解释如何根据这些体征来制订个性化的治疗方案。

在进行正骨手法操作时，蔡建平教授的手法娴熟而精准。他会向学生们详细演示如何运用拔伸、旋转、屈伸、提按等手法，将骨折断端准确复位。在复位过程中，他会强调手法的力度要恰到好处，既要克服肌肉的牵拉阻力，使骨折断端顺利复位，又不能过度用力，以免造成二次损伤。同时，他还会教导学生们如何通过手感来感知骨折断端的复位情况，所谓"手随心转，法从手出"，这种对力的精准掌控和对骨折复位的敏锐感知，是中医正骨手法的精髓所在。每一次跟师诊疗，对于学生们来说，都是一次难得的学习盛宴，他们在蔡建平教授的悉心指导下，逐渐掌握了中医骨伤科的诊疗技巧和思维方法，为日后成为优秀的骨伤科医生奠定了坚实的基础。

在科研指导方面，蔡建平教授深知科研对于中医药现代化发展的重要性。他持续关注中医药领域的前沿动态，积极引导学生们投身科研实践，培养他们的科研素养和创新能力。从研究课题的选题策划开始，蔡建平教授就充分尊重学生的兴趣爱好和专业特长，鼓励他们关注临床实际问题，结合中医药特色，挖掘具有创新性和应用价值的研究课题。在中医骨伤科领域，针对骨折愈合这一关键问题，他引导学生们思考如何从中医药的角度进行干预研究，有的学生提出研究中药促进骨折愈合的作用机制，蔡建平教授认为这一课题切中临床需求，具有广阔的研究前景。于是，他与学生们一起深入探讨，进一步细化研究方向，如研究某一特定中药复方对骨折愈合过程中骨痂形成、血管新生、成骨细胞与破骨细胞活性等方面的影响。

在实验方案的设计环节，蔡建平教授要求学生们务必严谨细致，充分考虑实验的各种因素和可能出现的问题。他教导学生们要广泛查阅国内外相关文献资料，了解前人的研究成果和研究方法，在此基础上制订出科学合理、切实可行的实验方案。例如，在进行中药对骨质疏松症治疗效果的实验研究时，学生们在选择动物模型和观察指标方面遇到了困惑。蔡建平教授与他们一起深入分析各种动物模型的优缺点，最终确定采用去卵巢大鼠作为骨质疏松症的理想动物模型，因为去卵巢大鼠在雌激素水平下降导致的骨代谢变化方面与人类绝经后骨质疏松症具有相似性。在观察指标的选择上，除了常规的骨密度、骨生物力学指标外，还增加了血清中骨钙素、碱性磷酸酶、抗酒石酸酸性磷酸酶等骨代谢相关指标，以及骨组织形态计量学分析，从多个维度全面评估中药的治疗效果。

在实验实施过程中，蔡建平教授时刻关注着学生们的实验进展，定期到实验室进行指导和检查。他鼓励学生们遇到问题要积极思考、勇于探索，培养独立解决问题的能力。当学生们在实验中遇到技术难题或实验结果不理想时，他会与学生们一起分析原因，提出解决方案。例如，在中药提取工艺优化实验中，学生们发现提取率不稳定，蔡建平教授指导他们从药材的产地、采收季节、炮制方法、提取溶剂的浓度、提取时间和温度等多个方面进行排查，最终找到了影响提取率的关键因素，并成功优化了提取工艺。

实验数据的分析与处理是科研工作的关键环节之一。蔡建平教授教会学生们运用多种先进的统计学方法，如方差分析、回归分析、聚类分析等，对实验数据进行深入挖掘和分析。他强调要注重数据的真实性和可靠性，不能为了追求理想结果而随意篡改或取舍数据。在撰写学术论文时，蔡建平教授从论文的标题、摘要、关键词、引言、正文、结论到参考文献，每一个部分都进行了严格细致的把关。他教导学生们要遵循学术规范，语言表达要准确、精炼、严谨，逻辑结构要清晰、合理、连贯。他鼓励学生们多阅读高水平的学术期刊论文，学习优秀论文的写作风格和技巧，不断提高自己的写作水平。通过这样全方位、全过程的科研指导，学生们在科研能力上得到了显著提升，在国内外知名学术期刊上发表了多篇高质量的学术论文。

三、全面培育——德才兼备的追求

蔡建平教授始终认为，一名优秀的中医药人才，不应仅仅局限于专业知识和技能的精通，更应具备高尚的品德、健全的人格和全面的素养。因此，他在注重学生学术能力培养的同时，从未忽视对学生品德修养和心理健康的关注。

在医德医心的培育上，蔡建平教授以身作则，为学生们树立了优秀的榜样。他在临床诊疗工作中，始终坚守"医者父母心"的信念，将患者的利益放在首位，全心全意地为患者服务。他对待每一位患者都充满了耐心、爱心和责任心，无论是身患疑难重症的患者，还是患有常见疾病的普通百姓，他都一视同仁，认真细致地为他们诊治疾病。他常常会花费大量的时间与患者沟通交流，了解他们的生活背景、心理状态以及对疾病的担忧和期望，不仅为患者治疗身体上的疾病，更给予他们心理上的安慰和支持。

在中医骨伤科的临床实践中，蔡建平教授尤为注重患者的康复过程。骨伤患者往往需要经历一个漫长而痛苦的康复期，在此期间，患者的心理状态和康复信心对康复效果有着至关重要的影响。因此，在为患者制订治疗方案时，他会充分考虑患者的个体差异和心理需求，采用个性化的治疗手段，尽量减轻患者的痛苦，缩短康复时间，并耐心地向患者讲解康复过程中的注意事项和康复训练方法，鼓励患者积极配合治疗，树立战胜疾病的信心。例如，对于骨折术后的患者，蔡建平教授除了为其制订科学合理的康复训练计划外，还会定期回访患者，了解其康复进展情况，及时调整训练方案，鼓励患者在康复过程中保持乐观的心态，积极参与社交活动，避免因长期卧床或肢体功能受限而产生焦虑、抑郁等不良情绪。

蔡建平教授坚决抵制医疗行业中的不正之风，始终坚守廉洁行医的底线。他常对学生们说："医乃仁术，我们手中掌握着患者的健康和生命，这是一份无比神圣的责任，绝不能被金钱和利益所玷污。"在面对患者的红包、礼品或宴请时，他总是婉言谢绝，用自己的实际行动向学生们诠释了什么是真正的医德高尚。他教导学生们要珍惜患者的信任，将其视为最高的荣誉，而不是谋取私利的工具。在他的影响下，学生们纷纷树立起正确的价值观和职业道德观，立志成为廉洁奉公、德艺双馨的中医药人才。

除了医德医心的培养，蔡建平教授还注重学生团队合作精神和沟通交流能力的提升。在医学领域，无论是科研项目的开展，还是临床诊疗工作的实施，都离不开团队成员之间的密切协作和有效沟通。因此，他积极组织学生们参与各种团队项目和学术交流活动，为他们提供锻炼和成长的平台。在科研项目中，蔡建平教授会将学生们分成不同的小组，每个小组负责项目的不同环节，如实验设计、数据采集、数据分析、论文撰写等。在项目实施过程中，他要求小组之间要定期召开会议，及时沟通交流项目进展情况，分享研究成果和遇到的问题，共同探讨解决方案。通过这样的团队合作实践，学生们学会如何在团队中发挥自己的优势，如何与他人协作配合，如何处理团队成员之间的意见分歧，从而提高个人的合作能力和沟通交流能力。

在学术交流活动方面，蔡建平教授鼓励学生们积极参加国内外各种学术会议，从学术报告的内容组织、PPT制作到演讲技巧的训练，都进行全方位的指导。他教导学生们要在学术交流中学会倾听他人的观点和意见，尊重不同的学术思想，善于从他人的研究成果中汲取营养，同时也要勇于表达自己的见解和研究成果，与同行们进行深入的学术探讨和交流。通过参与这些学术交流活动，学生们的视野得到了极大的拓宽，学术思维更加活跃，人脉资源也得到了丰富积累，为各自的学术发展和职业成长奠定基础。

在学生的职业规划方面，蔡建平教授更是倾注了大量的心血。他深知，每个学生都有着独特的个性、兴趣爱好和职业发展目标，因此，他为学生们提供的是个性化、全方位的职业规划指导。对于那些立志于从事学术研究的学生，蔡建平教授鼓励他们继续深造，攻读博士学位甚至博士后研究。他会根据学生的研究兴趣和专业特长，为他们推荐国内外知名的科研机构和导师，并帮助他们制订详细的学习和研究计划。他会指导学生们撰写科研项目申请书，申请各类科研基金和奖学金，为他们的学术研究提供资金支持。同时，他还会鼓励学生们积极参与国内外学术合作项目，拓宽国际视野，提升学术影响力。对于那些希望投身临床医疗工作的学生，蔡建平教授会帮助他们了解不同医疗机构的特点和需求，指导他们选择适合自己的就业岗位。他会传授学生们临床工作中的实用技巧和经验，如如何与患者建立良好的医患关系、如何应对突发医疗事件、如何提高临床诊疗水平等。他还会鼓励学生们参加各类临床技能培训和考核，获取相关的职业资格证书，提升自己的职业竞争力。对于那些有意向进入中医药企业或相关行业从事研发、管理等工作的学生，蔡建平教授会为他们介绍中医药产业的发展现状和趋势，分析不同企业的业务范围和岗位要求。他会指导学生们制作精美的求职简历，提升面试技巧，帮助他们在激烈的就业竞争中脱颖而出。他还会利用自己的人脉资源，为学生们提供实习和就业机会，助力他们顺利开启职业生涯。

四、桃李芬芳——传承之路的硕果

20余载的辛勤耕耘，蔡建平教授在中医药传承之路上累累硕果。他所培养的26名硕士研究生和博士研究生，皆已成为各自岗位上的中坚力量。他们有的在高校和科研机构从事教学与科研工作，继续传承蔡建平教授的学术思想和科研精神，为中医药的创新发展贡献智慧和力量；有的在各级医疗机构坚守临床一线，运用所学的中医药知识和技能，为患者解除病痛，赢得了患者的广泛赞誉和社会的高度认可；有的则进入中医药企业或相关行业，积极推动中医药产业的现代化进程，促进中医药文化的传播与推广。

这些学生们在各自的岗位上，都始终铭记着蔡建平教授的教诲，以他为榜样，努力践行着中医药人的使命与担当。他们在学术研究上严谨求实，不断探索中医药的奥秘，取得了一系列丰硕的研究成果；在临床诊疗中精益求精，以患者为中心，提供优质的医疗服务；在职业操守上廉洁奉公，坚守中医药人的道德底线，维护行业的良好形象。他们的成长与成就，不仅是蔡建平教授教学成果的生动体现，更是中医药传承事业蓬勃发展的有力见证。

在未来的日子里，蔡建平教授将继续坚守在中医药教育与传承的岗位上，不忘初心，砥砺前行，以渊博的知识、高尚的品德和无私的奉献精神，培育更多优秀的中医药人才，为中医药事业的繁荣发展注入更多的活力。相信在蔡建平教授等一批杰出中医药教育者的引领下，中医药这颗古老的明珠将在新时代焕发出更加耀眼的光芒，为人类健康事业书写更加绚丽的篇章。

蔡建平教授的医教历程，是一部对中医药传承事业充满热爱与执着的奋斗史。他以全方位、多层次的教育理念和实践，为中医药人才的培养树立了典范，必将激励更多的青年学子投身于这一伟大的事业中，为实现中医药的伟大复兴而努力拼搏。

第二章　学术体系

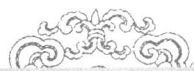

第一节　骨伤手法

手法治疗是刘氏骨伤外治法的重要组成部分。诚如《医宗金鉴·正骨心法要旨》中云："夫手法者，谓以两手安置所伤之筋骨，使修复于旧也。"此论概括手法治疗的两个要点：复位和筋骨并重。《灵枢·经脉》云："人始生，先成精，精成而脑髓生，骨为干，脉为营，筋为刚，肉为墙，皮肤坚而毛发长。"描述了正常生理状态下人体框架骨、脉、筋、肉、皮的主要功用，筋骨合和，筋束骨，骨张筋，骨正筋柔，筋强骨壮，阴阳平衡，功能强健，异常状态下，骨之疾病，不仅累及筋，即所谓"伤筋动骨"，还与经脉、气血、肌肉、脏腑关系密切。遭受外力导致筋骨受损，"骨错缝，筋出槽"，二者平衡被打破，治疗时，医者借助手法，复原"筋骨"，恢复二者之间的平衡，使骨归位，筋入槽。若致伤外力严重，骨断筋伤，医者需通过手法，借助更多外力或矫正骨折对位、对线，或恢复关节对位，如《素问·五脏生成篇》中云："诸筋者皆属于节。"复位过程中，拔伸牵引、旋转屈伸等多种手法，均借助筋的牵拉以完成骨折的复位。传统伤科在治疗骨折过程中，理筋手法贯穿始终，筋柔以助骨正，骨正才能筋柔，筋骨并重可以促进整体功能尽快康复。在中医伤科传承过程中，许多手法因其难以用文字描述，有赖师带徒、手把手地教授，客观形成骨伤手法的不同流派，手法也因此最能体现骨伤流派的特色。蔡建平教授传承刘氏骨伤 40 余年，临床运用手法治疗骨伤颇有心得，记叙如下。

一、整骨手法

（一）手法系列

1. 三指察伤

蔡建平教授强调整骨前必须将阅片与察伤相结合。在对照已有影像结果基础上"手摸心会"，用食、中、环三指轻轻触摸损伤部位，不仅可以了解断端在空间的相对位置，还同时检查局部肿胀、感知患者肌张力、伤后疼痛保护强弱、局部软组织损伤以及肢体血运和有无神经损伤等情况。如相同移位但不同软组织条件，复位难易程度会有明显差距。如患者伤后 8 小时之内的早期复位较容易；待到受伤 36 小时以后，肿胀明显，复位相对困难。心法先于手法，临证时先制订治疗方案，然后分步实施。在手法完成以后，还可以通过手指的触摸，感受和评估断端复位效果。

2. 拔伸牵引

对于多数损伤，肢体牵引是整复成功的关键因素，刘寿山云"拔不开则按不上"（《刘寿山正骨经验》）。掌握正确的牵引方法：以远端对近端（可有回旋或摆动），顺势牵引；既要有"大力出奇迹"的基本功，也要懂得"顺势而为"之变通，"手脑并用"，阻力较大时，可以适当旋转、摇晃，操作确有困难时，可以变换手法，随机应变，切忌蛮干；在行折顶和回旋手法时，助手牵引力量应适当放松，以便施术者操作。结合本院"伤科整复床"的固定和对抗作用，可以减少助手数量。

3. 端提捺正与夹挤分骨

端提捺正是主要以手指之力矫正骨折前后及侧方移位；夹挤是双手四指交叉抱拢，以掌根之力矫正肌肉丰厚部位骨端之移位或纠正跟骨体之增宽；分骨是以手指或分骨垫置于前臂尺、桡骨之间或掌骨间矫正侧方之移位。

4. 旋转屈伸

对于临近关节的骨折移位，如伸直型肱骨髁上骨折，远骨折端向背侧移位，复位时，医者以双手四指从肘前环抱近骨折端向后按压，双拇指从肘后鹰嘴部推顶远骨折端向前，同时屈肘完成复位；屈曲型肱骨髁上骨折则将远骨折端向背侧推挤并伸直肘关节以完成复位。对于肱骨髁上骨折远端之旋转移位，可以通过前臂旋前与旋后动作予以矫正。对于肘关节后脱位，采用单人旋腰整复法，即通过医者腰部的旋转用力，带动患肘牵拉旋转复位。

5. 回旋折顶

对于骨干背靠背的斜形骨折端，可在适度牵引下，采用回旋复位，关键是在已形成游离的软组织鞘内，逆损伤步骤回绕骨端，如有明显阻力，应改变回绕方向，以免软组织嵌夹和损伤；对于背靠背的横行骨折，可在适度牵引下，医者缓缓按压加大移位趋势，待解除断端绞锁，进一步按压骨端使其同侧骨皮质靠拢平复后，迅速反向提起，完成折顶复位。

6. 固定是手法的延续

《医宗金鉴·正骨心法要旨》云："制器以正之，用辅手法之所不逮。"手法为先，制器为辅。石仰山教授提出："用手绑扎固定的方法，似亦可附列于手法之内。"这主要是说明固定的重要性绝不亚于骨折复位。X线等影像学检查为诊断、分型提供良好依据，临床许多骨折患者畸形愈合的原因不是复位不良，而是后期逐步发生的复位丢失造成的，这可以从复位固定后历次X线摄片得到证实。因此，有效地包扎固定与良好的手法复位同样重要。

（二）手法特色

1. 蔡建平教授整骨强调"手摸心会"——注重医者手法敏感度

现代骨伤科医生具备良好的解剖学基础，借助 X 线等影像学检查，局部外伤能三维重建。遵循"逆损伤机制""杠杆原理"等整骨原则，复位相对更加科学，成功率明显提高。正因为有了影像学检查结果，"手摸心会"的诊断价值容易被忽略，临床中不乏对照 X 线摄片匆忙复位未果，再回头认真触诊检查，分析局部骨端和软组织状况，最终复位成功的案例。因此，医者切勿把复位手法简单等同于机械的操作，既要遵循生物力学原理，更要看到"生病的人"，要有整体观念，关注患者骨的质量、损伤类型，尤其注重手下感觉。如果复位时手下有弹性阻力，或者是松开后骨端弹起，无明显骨擦感，比如前臂和指掌骨骨折，此时需要考虑软组织的嵌夹，可以将骨端适当旋转，避开或绕过嵌夹组织；如果复位时手下有明显、坚硬的阻力，如整复肩关节脱位，此时通常需要缓缓加大牵引，并轻轻旋转、晃动肢体，依据损伤类型，对应可能出现的结构变异，逐步解除绞锁，切忌眼中只有杠杆原理，暴力撬动，强力推送，从而造成肱骨近端骨折等医源性损伤。

2. 蔡建平教授整骨注重形神合———注重手法技巧

《医宗金鉴·正骨心法要旨》云："盖正骨者，须心明手巧，既知其病情，复善用夫手法，然后治自多效。"临床上以肩关节脱位的整复手法最为多样，侧面反映出本病的复杂多变。临床上大多数肩关节脱位患者，在"手牵足蹬法"整复过程中，顺势牵引是关键步骤。牵引力必须达到一定的强度、持续一定时间，"欲合先离"，如此方可解除绞锁；"离而复合"，顺势复位——肩关节脱位是"拉上"，而不是"蹬上"的；如果牵引不到位，绞锁未解除，着急"足蹬"、内收患肢，杠杆力可能造成医源性损伤，尤其是骨质疏松且合并大结节骨折的患者。因此蔡建平教授更注重手法技巧，对于肩关节脱位者，可以采取患者坐位，患肩轻轻外展，在触摸检查、交谈中，分散患者注意力，择机以单手从腋下轻巧地推拔托举，常能瞬间复位，此法患者痛苦最小。

二、筋伤手法

（一）"一二三五手法"系列

传承应用刘氏骨伤"三指按摩法"治疗筋伤疾病的基础上，蔡建平教授借鉴、融合"一指禅推法"等相关流派手法，总结出系列手法，即一指筋结点推法、二指痛区旋摩法、三指循经按擦法、五指拿法，主要用于治疗颈椎病、腰腿痛、冻结肩等慢性退行性疾病。

1. 一指筋结点推法

首先是"手摸心会"，仔细触诊检查，确定患部的筋结，通常是指下稍硬的痛点或条索状，以中指点按或拇指施以"一指禅推法"治疗，以舒筋活络，祛瘀止痛。

2. 二指痛区旋摩法

在筋节周围组织，以中、环指施以温和揉摩手法，以活血消肿，行气止痛。

3. 三指循经按擦法

以食、中、环三指循经络或肌肉走行较大范围按擦，以活血温阳，疏通气血。

4. 五指拿法

以拇指与其余四指，循头顶、颈肩、上肢、腰部按照经络走向，循经拿捏，以提神醒脑，散寒除弊，温养气血，疏通经络。

（二）手法特色

1. 整体观念

点线结合，注重特定穴位治疗和经络循行取穴相结合。如颈肩痛常循太阳经、腰腿痛常循膀胱经，选取肘膝以下之五输穴，施以点按及拿法治疗，近取与远取相结合。

2. 手法动静结合

点、按、推、擦、拿等手法（患者肢体相对处于静态）常须结合旋、摇、扳、抖等关节运动类手法（患者肢体相对处于动态），既能疏通经气，又能理顺肌群，滑利关节，进一步改善功能。

三、手法传承

（一）注重伤科基本功训练

1. 指力训练

指力是骨伤科手法训练的基本功之一，医者的练功活动也是刘氏骨伤流派有别于其他中医流派的一大特点。刘氏骨伤先辈石兰亭和楚廷玉两位是医武融通的大家，传承至第四代，仍保持"抓沙袋""摩铁板"等练功习惯。蔡建平教授是第四代代表性传承人之一，他在带教中，要求骨伤科医生练就良好的身体素质，尤其重视耐力的训练，在刘氏骨伤流派特色指力训练"抓沙袋""摩铁板"的基础上，吸纳"易筋经""八段锦""站桩"等传统训练项目，丰富医者练功方法，拓展练功兴趣，也鼓励年轻人积极参加"健身"项目，加强力量练习，既有爆发力，又具持久性，腿力、腰力、臂力、手力协调发力。

2. 熟练手法

沙袋练习后，学员根据示教，在各自身体之间互相练习，意到手到，关键在于眼、心、手的协调；多多临床实践，才能留下深刻印象，心手合一，积累实战经验。

（二）视野开阔，推陈出新

为了更好地传承刘氏骨伤手法，蔡建平教授汲取国内知名流派理论和骨伤手法，临床应用并在院内推广。

1. 错位与整复理论

以手法整复关节和筋膜软组织解剖位置异常的"错位与整复理论"，是被长期临床实践证实有效的治疗方法。以冯天有教授为代表，基于"骨错缝，筋出槽"等理论形成"新医正骨疗法"，以长杠杆"脊柱旋转复位法"为特色，整复脊柱活动节段的错位作为治疗脊柱源性疾病的关键方法被临床广泛接受，并应用于颈椎、腰椎退行性疾病的治疗，只要方法得当，疗效是肯定的。

2. 从整复到微调

沈国权教授致力于提高脊柱手法安全性，以"调整"理论代替"整复"理论，以节段微调取代解剖整复，形成脊柱短杠杆微调手法系列，弥补了长杠杆手法的不足，明显减少了患者手法复位后的不良反应。

3. 注重手法安全

蔡建平教授推崇颈椎"旋提"手法。朱立国教授改良传统颈椎"旋转"复位手法为"旋提"手法，将旋转的"剪切力"转化为纵向的"牵拉力"，这可以更安全地释放组织的应力。在旋转角度、提拉力度等方面设定了"手法标准"，医工结合，设计出"颈椎模拟机器人"，让学习颈椎旋提手法有了可量化的标准，成为年轻医生"练手"的重要平台，提供了颈椎旋提手法培训考核的标准系统。

4. 杂合以治

手法是伤科特色的外治方法，但临床不能只见树木，抛弃森林，外用药物、针灸、理疗等都可应用；损伤涉及内外各科，伤科疾患重视外治，亦离不开内治，"十三科一理贯之"，临床医生对其他各科也要熟悉贯通，方能全面周到。

5. 推广运动养生

医养结合在骨伤疾病治疗过程中的重要作用已经得到了临床验证。蔡建平教授强调功能锻炼和养生康复有辅助治疗骨伤疾病以及预防复发的作用。临床根据患者病情，进行诊间示范、视频示教。外伤性疾病，注重功能的康复训练；退行性疾病着重不良习惯的改变和肌力平衡训练。

第二节　临床效验方

一、二仙汤加减治疗原发性骨质疏松症

治疗骨质疏松症，旨在增强骨骼强度，减缓或阻止骨质疏松症的发展进程。通过特定的药物干预，患者能够显著降低骨折风险，并提高生活质量。

首先，治疗骨质疏松症的药物通常分为以下几类，包括钙补充剂、维生素 D 补充剂、骨吸收抑制剂、骨形成促进剂和中药。这些药物在作用机制和治疗效果上各有特点，临床需根据患者的具体病情、年龄、性别、药物耐受性等因素综合考虑。

钙补充剂是治疗骨质疏松症的基础药物之一，旨在提供足够的钙质，以满足骨骼生长和修复的需要。然而，单纯依赖钙补充剂可能不足以达到治疗效果，因此，通常还需要结合其他药物进行综合治疗。

维生素 D 补充剂有助于促进钙质的吸收和利用，从而提高骨骼的强度和健康水平。维生素 D 缺乏是骨质疏松症的一个常见原因，因此，在骨质疏松症的治疗中，维生素 D 补充剂也扮演着重要的角色。

骨吸收抑制剂是一类能够减缓或阻止骨骼破坏过程的药物，如双膦酸盐类药物。这类药物通过抑制破骨细胞的活性，减少骨骼的分解和破坏，从而保持骨骼的稳定性和强度。

骨形成促进剂则是一类能够促进骨骼形成和生长的药物，如甲状旁腺激素类似物。这类药物通过刺激成骨细胞的活性，增加骨骼的形成和修复，从而改善骨质疏松症患者的病情。

需要强调的是，骨质疏松症的治疗是一个全方位长期的过程，需要患者和医生的共同努力。在药物治疗的同时，患者还需要注意保持健康的生活方式，如合理饮食、适量运动、避免过度负重等，以促进骨骼的健康和康复。同时，患者也需要定期接受医生的检查和评估，以便及时调整治疗方案，确保最佳治疗效果。

（一）对骨质疏松症的认识

蔡建平教授通过深入研究，从中医的角度提出了一个颇具新意的观点，即骨质疏松症并非一个独立的疾病，而是与肝、脾、肾功能紧密相关。

肾脏是人体先天之本，主要负责骨骼的健康和精元的生成，同时对髓质的生

成也有着至关重要的作用。肾脏精元的充足与否，直接影响到骨骼的生长和代谢。如果肾脏精元充足，那么骨髓的生成就有充足的来源，骨骼也因此得到充分的滋养，坚硬有力。相反，如果肾脏精元不足，骨髓的生成就会受到影响，导致骨骼发育不良，脆弱无力。

此外，蔡建平教授还指出，脾脏作为后天之本，是气血生化的源泉，骨骼的健康与脾脏的功能密切相关。骨骼中的气血充足，才能使髓质注入骨骼，使骨骼在运动中得到充分的滋养，从而维持其正常的功能。因此，脾胃功能的好坏，也会影响到骨质疏松的情况。

肝脏的主要功能是储存血液，并负责疏导气血，调节水道。肝脏和肾脏之间有着密切的联系，它们之间存在着"肝肾同源"的关系。随着年龄的增长，人体肾脏中的精气逐渐亏损，导致无法生成足够的骨骼和髓质。同时，脾胃的功能也会随着年龄的增长而减弱，进一步导致气血生成不足，无法补充已经亏损的肾气。这样，骨髓的生成就会变得更加困难，从而出现骨空髓少的情况。肝脏的疏导功能也会随之受到影响，导致骨骼所需的基础物质无法得到补充，骨骼的代谢出现失调，最终导致骨质疏松。

骨质疏松会导致骨骼的支持力下降，使得骨骼的抗挤压和抗折弯能力减弱，进而引发全身性的骨痛，以及腰、背、腿部的酸软无力。更加严重的是，骨质疏松会增加骨折的风险。

因此，蔡建平教授认为，老年性骨质疏松症主要是由肾阳虚弱、脾胃功能失调和肝脏疏导功能异常引起的。这一观点为我们理解和治疗骨质疏松症提供了新的思路。

（二）治疗药物的选择

蔡建平教授治疗骨质疏松症，基础药物选择钙补充剂和维生素 D 补充剂，钙补充剂是骨矿化的基本原料，为骨骼提供钙元素，维生素 D 补充剂能促进肠道对钙的吸收，同时对骨代谢也有调节作用，两者联用是治疗骨质疏松症的基础。蔡建平教授认为此基础药物治疗安全性相对较高，适用人群广泛，是预防和治疗骨质疏松症的基本用药。但单独使用钙补充剂和维生素 D 补充剂对于已经发生严重骨质疏松、骨量丢失过多的骨质疏松患者，提升骨密度的效果有限，故需结合双膦酸盐类药物，主要作用于破骨细胞，抑制骨质吸收，降低骨转换率，从而增加骨密度。同时临床可以使用一些补肾中药，蔡建平教授认为"肾主骨"，补肾中药如淫羊藿、杜仲等可以通过调节机体的内分泌系统，促进成骨细胞的增殖和分化，抑制破骨细胞的活性，从而改善骨代谢。例如，淫羊藿中的淫羊藿苷可以提高骨密度，其作用可能与调节骨组织中的生长因子有关。蔡建平教授认为骨质疏松患者的骨骼局部血液循环往往较差，可以同时配伍活血化瘀中药如丹参、三七等以改善骨组织的血液循环，促进营养物质的运输和代谢废物的排出，有利于骨骼的修复和重建。

蔡建平教授通过研究相关文献注意到淫羊藿总黄酮能显著促进成骨细胞的增殖、提高成骨细胞蛋白质含量和碱性磷酸酶活性，说明淫羊藿具有增强骨形成和降低骨吸收的双重作用。骨碎补提取物能抑制破骨细胞骨吸收，具体表现为骨吸收陷窝和面积均呈剂量依赖性减少，其对破骨细胞的作用可能是通过抑制细胞内组织蛋白酶 K 的成熟而引起的，抑制作用与浓度呈依赖性关系。山茱萸水提液能显著增加骨小梁面积、骨皮质厚度和骨细胞数，有抗骨质疏松的作用。丹参水提物防治骨质疏松症的有效成分可能是丹参素，其作用机制主要是通过抑制骨吸收，促进成骨细胞功能，促进骨基质合成，还能抑制骨髓脂质代谢，从而改善骨结构。葛根素具有雌激素样的作用，能减少骨吸收，促进骨形成，增加骨密度，而在刺激子宫组织增生的副作用方面又较雌激素轻。蛇床子总香豆素可以对抗连续使用糖皮质激素和切除卵巢两种动物模型的骨质疏松，其抗骨质疏松症的作用可能是通过促进成骨细胞的增殖。杜仲叶醇提取物能提高模型大鼠的股骨线密度、面密度，具有较强的类雌激素样作用，可阻止糖尿病合并去势大鼠的骨丢失。中药治疗骨质疏松症的机制实验研究正在进一步深入，对单味中药的研究证实其机制是通过机体的全身性、多环节、多通路的调节作用来实现。

（三）二仙汤组方的药理学、科学性

现代文献研究证实二仙汤中的淫羊藿、仙茅等药物具有雌激素样作用。淫羊藿中的淫羊藿苷等成分可以促进性腺激素的分泌，影响下丘脑－垂体－性腺轴的功能。在临床研究中发现，对于围绝经期综合征患者，二仙汤能有效改善雌激素水平紊乱的状况，可能是通过调节垂体促性腺激素的分泌，进而对性腺功能产生调节作用，缓解潮热、月经紊乱等症状。对于男性，也可以在一定程度上改善因雄激素水平下降引起的性功能减退等问题。

方中巴戟天等药物可以增强肾上腺皮质功能。肾上腺皮质分泌的糖皮质激素等对机体的应激反应、代谢调节等有着重要意义。二仙汤可促进肾上腺皮质激素的合成与分泌，提高机体对不良刺激的抵抗力，这对于因内分泌失调引起的身体不适有改善作用，在缓解疲劳、增强机体适应能力方面有积极意义。

二仙汤中的知母、黄柏等具有清热泻火的作用。知母中的知母皂苷等成分有一定的镇静作用，可通过调节中枢神经系统的兴奋性，缓解焦虑、烦躁等情绪。

黄柏中的小檗碱等生物碱类物质也对神经系统有影响，能协同知母发挥镇静安神效果，改善围绝经期综合征患者常见的情绪波动、失眠等症状，使患者的精神状态更加稳定。

现代药理学研究显示，二仙汤可调节多巴胺、5-羟色胺等神经递质，影响其合成、释放与摄取，改善患者精神心理及睡眠质量，多巴胺关乎机体情感、运动，5-羟色胺对情绪调节、睡眠意义重大。方中的多种药物成分具有抗炎活性。仙茅中的酚类化合物、黄酮类化合物等具有抑制炎症因子产生的作用。在一些炎症相关的病理状态下，如围绝经期女性可能出现的关节炎症、生殖系统慢性炎症等，二仙汤可以通过降低体内白细胞介素-1、肿瘤坏死因子-α等炎症因子的水平，减轻炎症反应，缓解疼痛和不适。

淫羊藿、知母等含有丰富的抗氧化成分。淫羊藿中的多糖类物质、知母中的黄酮类成分都有抗氧化能力，它们可以清除体内的自由基，减少自由基对细胞的损伤。在机体内分泌失调的情况下，氧化应激反应往往增强，二仙汤的抗氧化作用有助于保护细胞免受氧化损伤，维持细胞的正常功能，延缓衰老进程和减少因氧化损伤引起慢性疾病发生的风险。

黄柏等药物在二仙汤中发挥着调节血压的作用。黄柏中的成分可能通过影响血管平滑肌的收缩功能、调节肾素-血管紧张素-醛固酮系统等途径来稳定血压。对于围绝经期高血压，二仙汤可以在一定程度上改善血压异常升高的情况，降低心血管疾病的发病风险。

二仙汤对血脂代谢也有调节作用。仙茅等药物可能通过促进脂质的代谢分解，降低血液中胆固醇、甘油三酯的水平，提高高密度脂蛋白胆固醇的含量，改善血管内皮功能，减少动脉粥样硬化的发生，从而对心血管系统起到保护作用。

同时通过文献研究，蔡建平教授开始探讨杜仲对卵巢切除所致实验性骨质疏松大鼠血清碱性磷酸酶、骨钙素及骨生物力学的影响。将10月龄雌性Wistar大鼠61只随机分为4组，正常组19只，模型组11只，西药组17只，中药组14只。将模型组、西药组、中药组大鼠切除卵巢制成骨质疏松模型。喂养3个月后，比较体质量、血清碱性磷酸酶和骨钙素水平，并比较骨生物力学指标。结果显示，模型组、西药组、中药组大鼠的体质量明显大于正常组（$P < 0.01$），与模型组比较，西药组、中药组大鼠血清碱性磷酸酶明显升高（$P < 0.01$），西药组血清骨钙素升高（$P < 0.05$）。西药组、中药组胫骨抗弯曲力明显优于模型组（$P < 0.01$）。由此可知，杜仲具有明显的促进骨形成的作用。

（四）应用二仙汤治疗骨质疏松症的经验

蔡建平教授运用二仙汤时，会根据患者的具体情况，如体质、病情、季节等因素，进行适当的加减，以达到最佳的治疗效果。例如，在现代社会，由于工作压力大、生活节奏快，许多人常常出现失眠、焦虑、记忆力下降等症状。蔡建平教授认为，这些症状往往与肾阳不足、气血不足有关。因此，他会在二仙汤的基础上，加入一些安神、补心的药物，如酸枣仁、远志等，以调和心肾，改善睡眠质量，缓解焦虑情绪。此外，随着年龄的增长，人体功能逐渐衰退，容易出现腰膝酸软、四肢乏力等症状，这些症状同样与肾阳不足、气血不足有关。蔡建平教授会针对这些患者，在二仙汤中加入枸杞子、熟地黄等，以滋养肝肾、强健筋骨，提高身体的整体健康水平。

蔡建平教授发现临床上肾阳虚主要表现为腰、背、四肢痛，脊柱畸形，易发生骨折，腰膝酸冷，形寒肢冷，尤以下肢为甚，神疲乏力，小便频数、清长，夜尿多，舌淡，苔白，脉沉细无力，尺部尤甚。蔡建平教授临床常用二仙汤，其组成包括淫羊藿30g，仙茅30g，巴戟天15g，知母10g，黄柏10g，当归10g。①君药：淫羊藿和仙茅，这两种药材同属于祛风湿药，具有很好的强壮筋骨、温补肝肾的作用。淫羊藿还有温阳救逆、通络止痛的功效；仙茅能温肾壮阳、除湿止痛。两药合用，可以显著增强温肾壮阳、强筋骨的作用。②臣药：巴戟天和当归，巴戟天作为补阳药，能够温肾助阳、强筋骨、祛风湿，与淫羊藿和仙茅相辅相成，进一步强化了淫羊藿和仙茅的壮阳、强筋骨功效。当归作为补血药，既能养血调经，又能活血止痛，对于因肝肾不足导致的血虚症状有很好的改善作用。③佐使药：知母和黄柏是清热药，能够清肾中之火，平衡淫羊藿、仙茅、巴戟天的温热作用，避免因温补过度而导致的内热。尤其是知母，其性寒质润，既能清热又能滋阴，对于平衡整个方剂具有重要意义。

值得一提的是，蔡建平教授在运用二仙汤时，还特别注重药材的炮制和煎煮方法。他认为，正确的炮制和煎煮方法能够充分发挥药材的疗效，他会认真交代患者煎煮方法和细节，组方时注重药材的产地和质量，以期提高方剂的整体效果。

二、活血通络汤加减治疗颈椎病

颈椎病是颈椎椎间盘退变及继发性改变，刺激或压迫相邻脊髓、神经、血管等组织从而出现一系列症状和特征的综合征。在中医学中，颈椎病被归类为"痹病"和"项痹"的范畴。颈椎病根据病情可分为椎动脉型、交感型、神经根型以及脊髓型等类型。

中医学理论认为，风寒湿阻是导致痹病的常见病因。风为阳邪，易侵袭阳位，而颈部正是阳位，寒、湿等阴邪容易损伤阳气。阳气被阻遏，寒凝血滞，导致经络受阻，从而引发颈项强急、手足肢体不利，以及颈项、关节、筋骨、肌肉酸、麻、胀、痛等症状。在临床治疗中，根据病因和症状的不同，可分为寒湿阻络型、气血两虚夹瘀型、气阴两虚夹瘀型、脾肾阳虚夹瘀型等，各型症状表现差异显著，为精准施治提供依据。

蔡建平教授在临床治疗颈肩痛时，遵循活血通络的治疗原则。对于痰瘀阻络型颈椎病，患者会出现不同程度的颈项或背部酸楚疼痛，严重时疼痛如刺，转侧、俯、仰不利，还可能伴有头痛、头晕等症状，舌质紫暗，边缘有瘀斑，脉涩。临床采用化瘀祛痰、活血通络的治疗方法，自拟活血通络汤，疗效显著。活血通络汤的方药组成包括丹参、当归、川芎、鸡血藤、赤芍、红花、三七、白芥子、半夏、制南星和地龙。诸药合用，能够活血祛瘀、通络止痛。若疼痛较甚者，可加延胡索、三七等增强止痛效果；风寒湿邪重者，可加防风、独活、秦艽等祛风除湿；有热象者，可加金银花、连翘、黄柏等清热；气血虚弱者，可加黄芪、党参、熟地黄等益气养血。全方组成以活血化瘀药为主，佐以通络药止痛。通过活血化瘀，消除瘀血阻滞，恢复气血的正常运行；通络止痛则是针对经络不通所致的疼痛症状进行治疗。

活血通络汤能治疗瘀血阻滞经络所致的各种病证。病因病机如下。①外感邪气：风寒湿邪侵袭人体，痹阻经络，气血运行不畅，久则形成瘀血，导致经络不通。热邪壅滞经络，煎熬血液，亦可形成瘀血，阻碍气血流通。②外伤：跌打损伤、扭挫等外伤，直接损伤脉络，血溢脉外，形成瘀血，阻滞经络。③七情内伤：长期情志不遂，如怒、忧、思等，导致气机郁滞，气不行血，瘀血内生，痹阻经络。④年老体虚：随着年龄的增长，人体正气逐渐虚弱，气血运行无力，容易形成瘀血，阻滞经络。⑤久病入络：慢性疾病久治不愈，邪气深入经络，气血瘀滞，经络不通。蔡建平教授临证发现，活血化瘀药物能够改善局部血液循环，促进新陈代谢，有利于排出致病物质和修复受损组织。

若伴有头晕不适等症状，在临床辨证治疗中，可在使用活血通络汤的同时加入葛根和白芍，蔡建平教授认为这两味药物能够改善脑血供，缓解脑血管和平滑肌痉挛，对颈椎病有特效。除了活血化瘀法，蔡建平教授在临床治疗中还注重益肾壮骨。在活血通络汤中，他常加入熟地黄、怀山药、杜仲、鹿角霜、骨碎补等药物，以补益肝肾、强筋壮骨。这样能够使肾气恢复旺盛，肾精充沛，筋骨强健，从而减少损伤，防止骨质增生，达到治病求本的目的。在蔡建平教授的治疗理念中，益肾壮骨的治疗原则不仅限于颈椎病的治疗，它对于整个身体的骨骼健康都有着重要的意义。他认为，肾主骨，骨的健康与否直接反映肾气的盛衰。肾气旺盛，骨骼自然强健，反之，肾气不足，骨骼则容易出现问题。

三、通络治痹汤加减治疗膝骨关节炎

膝骨关节炎是中老年人群最常见的关节疾病之一，尤其多发于 50~60 岁的人群，常反复发作，对老年人的健康构成了极大的威胁。在 2010 年，膝骨关节炎已经被公认为是导致残疾的第四大疾病。

研究表明，我国膝骨关节炎的患病率高达 18%，其中男性的患病率为 11%，而女性的患病率则高达 19%，女性远高于男性。值得注意的是，膝骨关节炎的发病率远超过其他关节，如髋部和手部的骨关节炎，并且在不同地区之间存在显著的差异。遗传、肥胖以及长期从事使用膝关节的职业，都被认为是膝骨关节炎发病的重要因素。

在临床治疗中，蔡建平教授提出膝骨关节炎的主要证候为痰瘀痹阻，其根本原因在于肝肾不足。为此，他总结出了通络治痹汤这一经验方，旨在降低膝骨关节炎患者的治疗成本，提高他们的生活质量。

蔡建平教授在临床实践中，常运用通络治痹汤治疗膝骨关节炎。该方剂的药理构成极具特色，融合了红花、土鳖虫、地龙、独活、川芎、白芥子、牛膝、徐长卿、五加皮、鸡血藤等多种药材。其中，红花、川芎、土鳖虫、地龙和鸡血藤等药材主要发挥养血活血、化瘀通络的功能，对于改善血液循环、消除瘀血具有显著效果。徐长卿和独活则具有祛风除湿、散寒止痛的功效，对于缓解由风寒湿邪引发的关节疼痛具有积极作用。白芥子擅长温经散寒、除痰散结，对于因寒邪引起的关节痛有显著疗效。五加皮和牛膝则能够祛风消肿、补肾强骨，对改善关节肿胀、增强骨骼健康有着良好的作用。

通络治痹汤的用法简便，每日 1 剂，煎服 2 次即可，具有祛风除湿、化瘀通络的功效，主要用于治疗骨性关节炎的急性期。方剂中各类药材相互配伍，共同发挥祛痰化瘀、祛风通络、除湿止痛的功效。

对于伴有腰膝酸软、肾虚髓亏的患者，可在方中加入熟地黄、枸杞子、桑寄生等药滋补肝肾、填精益髓，以更好地改善其症状。若患者关节冷痛，遇寒加重，此为阳虚寒凝，可加入肉桂、杜仲、淫羊藿等补肾温阳，缓解关节冷痛。对于痰瘀化热、局部灼热红肿的患者，可加入黄芩、黄柏、牡丹皮清热解毒、凉血消肿。对于年老体弱、脾虚之体、服药日久者，可加入法半夏、陈皮等健脾和胃，提高身体的消化吸收能力。对于长期劳损、气血两虚的患者，可以在方剂中加入当归、黄芪等药材，以补气养血，增强体力。当归具有补血活血、调经止痛的功

效，而黄芪则能够补气固表，增强免疫力，此二药合用能够更好地改善患者的整体状况。

第三节　骨伤治疗器具的创新

一、跟骨骨折调节式整复固定支架

（一）研发背景及意义

跟骨是足部最大的跗骨，在人体负重与行走方面起着重要作用，骨折发生率占跗骨骨折的60%~65%，且大部分都涉及距下关节。对于不波及距跟关节的跟骨骨折，临床采取侧方徒手或器械挤压（纠正跟骨体增宽）及轴位撬拨固定（恢复böhler角），多数学者报道这种临床治疗方案简单有效。但对于波及距跟关节的跟骨骨折，上述方法因不能有效恢复关节面的完整而疗效欠佳，包括遗留böhler角变小、跟骨的高度丢失、跟骨增宽、后关节面的紊乱及距下关节破坏等问题，从而导致跟腱松弛、跖屈无力、跟周有异感、局部疼痛、穿鞋困难、创伤性关节炎、侧方撞击综合征、腓肠肌神经炎等。

目前对于波及距跟关节的跟骨骨折多以手术治疗为主，手术的目的是恢复跟骨形态、保持完好的足弓及各关节面的解剖复位。临床多以重建böhler角，恢复跟骨体的高度及宽度为首要目的，其次是恢复距下关节面和正常的跟骨轴。近年来随着跟骨修复钢板的广泛应用，破坏塌陷的距下关节面得到有效的整复固定，临床疗效明显提高，但有报道，该手术术后并发症包括感染，皮肤坏死及裂开，内固定物刺激皮肤、肌腱、神经引起不适，以及神经肌腱损伤。因此，对于波及距跟关节的跟骨关节内骨折，临床还没有找到一种理想的治疗方法，学者至今仍未放弃这方面的探索。

（二）研究思路

无锡市中医医院蔡建平教授等在长期临床工作中对波及距跟关节的跟骨骨折患者先后采用不同的治疗方法，如跟骨牵引治疗方法、闭合复位跟骨轴位穿针复位固定、跟距穿针反弹固定和切开复位内固定治疗，通过临床经验的总结，发现无论采用保守治疗还是手术治疗，都可能出现一些后遗症或并发症，影响患者的行走功能。我们试图找到一种复位更好、操作简便、创伤较小、并发症和后遗症较少的治疗方法，在这一前提下，初步设计"调节式整复固定支架"应用于波及距跟关节的跟骨骨折的外固定治疗，并对不同的治疗方法进行临床疗效观察比较，结果表明这种调节式整复固定支架治疗方法较前述治疗方案，具有骨折复位充分、固定可靠、手术损伤小、治疗过程中可根据病情进行后续调整、患者足部功能恢复较好的优点。该研究于2001年获江苏省中医药管理局科研立项资助，我们对该外固定支架进行改进完善，以便更好地应用于临床。

（三）研制及生产过程

跟骨骨折后受影响最大的是跟骨的高度和宽度，尤以跟骨后半部分明显，而对跟骨的前半部分影响较小，载距突由于与坚韧的跟距内侧韧带及骨间韧带相连，骨折后，即使是非常严重的粉碎性骨折，它几乎不移位。用调节式整复固定支架固定可有效恢复跟骨的长度及高度，但关节面骨折不能完全整复。如何复位骨折关节面就是该方法的关键问题。

我们初期临床观察表明，通过侧方挤压可以纠正跟骨体增宽，轴位撬拨固定恢复跟骨的高度，对于无法闭合复位的关节面，我们通过外侧小切口，直视下抬起复位塌陷的关节面，必要时植骨，并配合轴位钢针支撑，维持关节面平整，达到开放复位的效果。复位后选用调节式整复固定支架外固定，整个治疗过程中，参照X线摄片的情况，进行后续调整，纠正骨折残余移位，骨折愈合后，拆除方便。但现有的四肢骨折外固定支架，并不适合跟骨部位的治疗。在此基础上，蔡建平等设计跟骨调节式整复固定支架，并在临床应用中不断改进和完善。跟骨骨折调节式整复固定支架（图2-3-1）包括斯氏针、自攻螺钉、调节螺杆、支撑杆、稳定杆各两根及12只连接器组成。

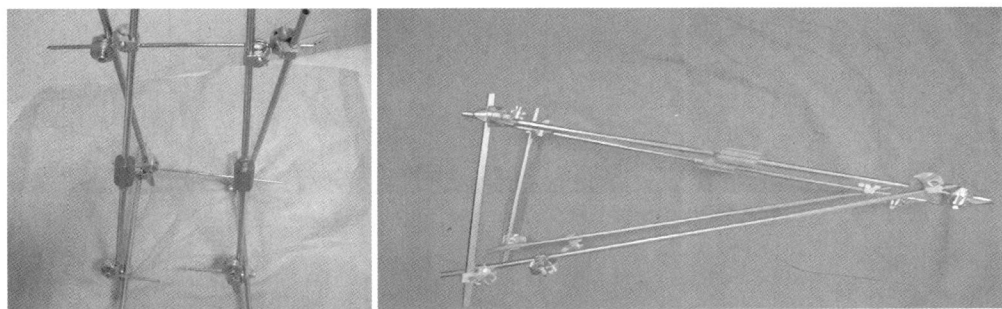

图 2-3-1 跟骨骨折调节式整复固定支架

选取苏州某医疗器械有限公司生产的调节式整复固定支架样品，经江苏省医疗器械检验所检验，结果显示：所检项目符合无锡市中医医院"跟骨骨折调节式整复固定支架"标准要求。2008年4月，跟骨骨折调节式整复固定支架样品送检合格，取得江苏省医疗器械检验所检验"（02）量认苏字（S0112）号"检验报告。

（四）临床应用

1. 复位

常规消毒，铺巾后，患者取仰卧位。首先采用侧方挤压复位，即以两手掌根挤压跟骨侧方，纠正跟骨增宽和侧方成角，然后在患侧跟骨结节下方用1~2枚斯氏针轴位向前或向前下方穿入（视塌陷程度），不过骨折线，一手握住前足尽量跖屈，另一手握斯氏针尾部向足底方向对抗用力撬拨，C臂X线摄片机透视正、侧、轴位，此时可见X线摄片侧位片大部分塌陷的距跟关节能恢复平整。如关节面仍有明显塌陷，可自跟骨外侧局部做小横切口3~5cm，掀开外侧凸起的骨皮质，直视下用骨剥自塌陷关节面骨块下方直接撬起，复位关节面，空腔选用骨块充填，完成骨折复位。必要时可插入斯氏针或克氏针固定骨折块（图2-3-2）。

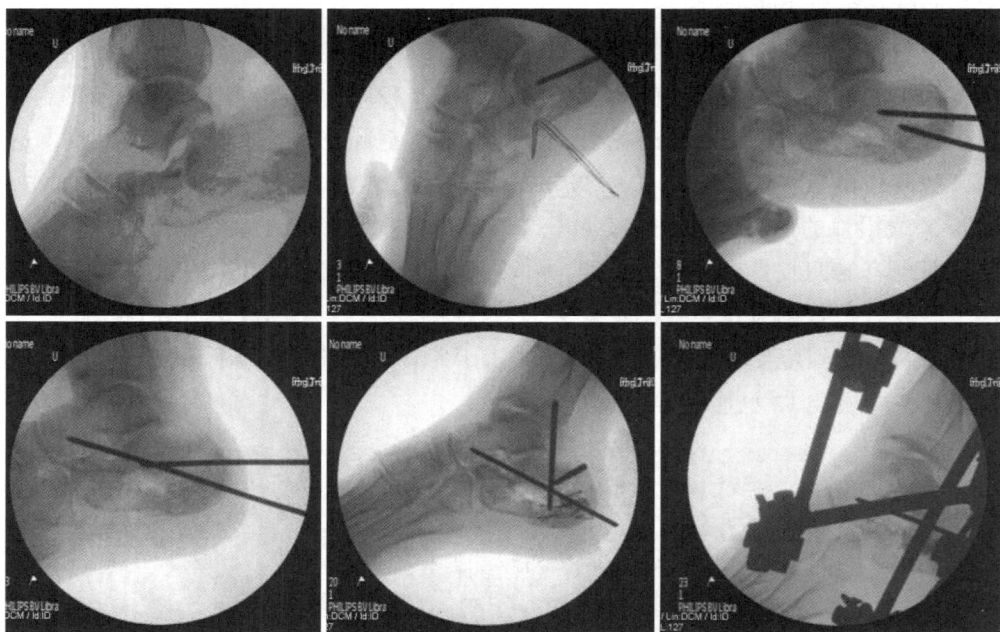

图2-3-2 调节式整复外固定支架术中撬拨整复进程

2. 固定

透视下冠状位在跟骨结节、胫骨结节下分别横行穿过一枚斯氏针，然后在第五跖骨基底外侧、第一楔骨内侧分别拧入自攻螺钉，安装支架，支撑杆固定踝关节于90°功能位（图2-3-3），根据术中X线所见，通过调节螺杆，拉大调节杆和支撑杆之间的距离，并以稳定杆连接固定，可进一步纠正移位，进行复位（图2-3-4）。结束时拧紧支架各连接器，后侧撬拨的斯氏针可拔除或留下支撑关节面。

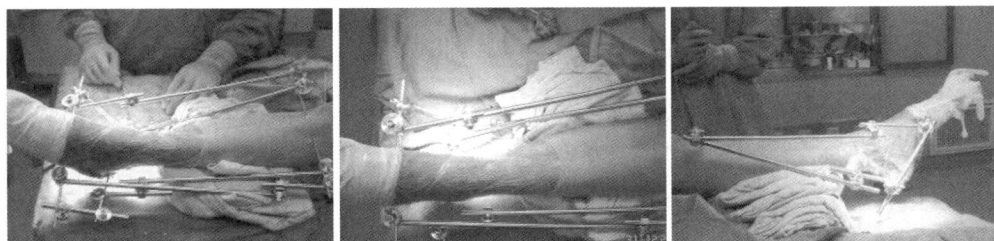

图 2-3-3 调节式整复外固定支架安装实例

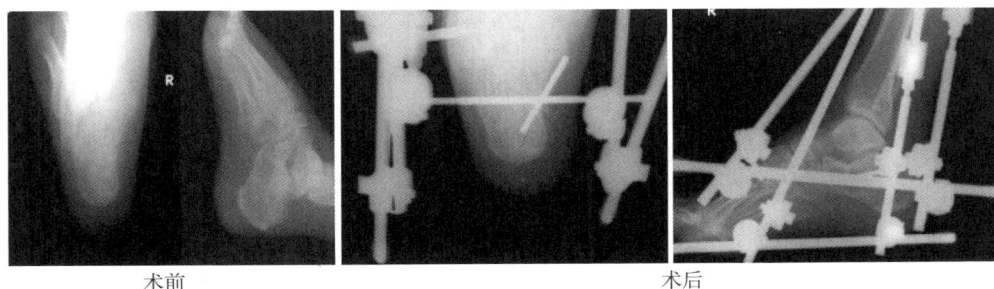

术前   术后

图 2-3-4 调节式整复外固定支架术前、术后 X 线片表现

3. 调节

治疗过程中，根据 X 线显示骨折复位程度，可通过两种方法进一步纠正骨折对位。①通过拉大调节杆和支撑杆之间的距离（三角形底边）可以纠正跟骨的短缩；②通过增加调节螺杆长度，使跟骨结节下移，加大 böhler 角（图 2-3-5）。

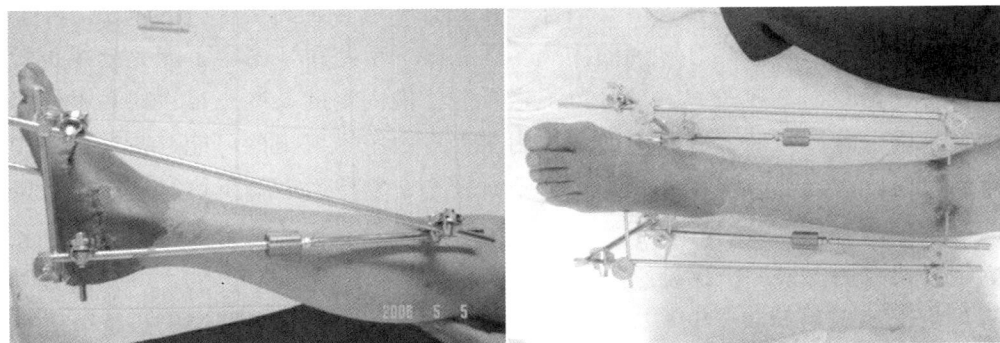

图 2-3-5 跟骨骨折调节式整复外固定支架

4. 术后处理

术后患肢抬高 30°，选用抗感染药物，治疗组 3 天，对照组 5~7 天；24 小时后鼓励患者活动足趾及肌肉，治疗组有侧方小切口者术后 14 天拆线，对照组术后

16~19 天拆线；治疗组术后 8~10 周拆除支架，复查 X 线（图 2-3-6），练习足及踝关节活动，对照组 8~10 周部分负重，均配合中药（红花、透骨草、落得打、白芷、海桐皮）外用熏洗；两组均 12~15 周练习行走。

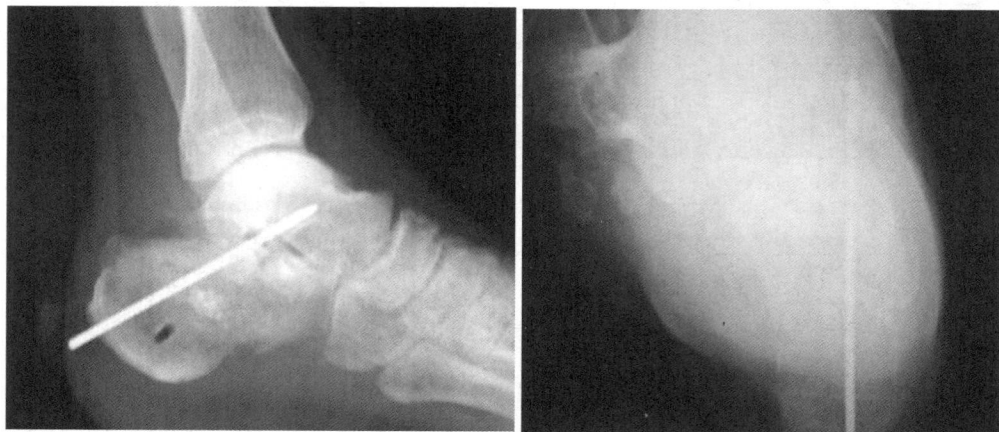

图 2-3-6　跟骨骨折调节式整复外固定支架拆除后 X 线片

跟骨骨折通过调节式整复固定支架，采用手法撬拨或局部切开撬拨复位及外固定支架固定方法，能达到切开复位内固定相同的治疗效果：①波及距跟关节的骨折，可以采用侧方挤压结合撬拨复位，对于关节面严重塌陷，闭合整复困难者，采用局部小切口直视复位、植骨或保留撬拨斯氏针固定，疗效更佳。②根据 X 线所见、肿胀及皮纹变化，术后可通过调节螺杆调整复位效果。③该外固定支架利用三角形的稳定性，能很好地维持跟骨骨折复位的效果，避免手术矫正效果的丢失。超踝关节支架能防止跟腱挛缩，有利于足弓的恢复。④支架复位外固定治疗，具有微创的优点，既克服了单纯石膏固定不能完全纠正骨折移位、足跟增宽或短缩，又避免了切开复位内固定的某些不足，如手术切口创伤较大、费用较高，避免内固定物刺激需再次手术取出的可能。⑤支架外固定治疗时，对局部软组织和骨折愈合干扰较小，复位后的骨折块容易获得稳定的固定和较好的愈合。⑥对于波及距跟关节的跟骨骨折，跟骨骨折调节式整复固定支架应用前景广。我科应用跟骨骨折调节式整复固定支架治疗 30 例跟骨骨折患者，治疗后 böhler 角（27.77°±3.59°）较治疗前（9.83°±6.50°）显著改善（$P < 0.01$），术后第 6 个月随访，日本骨科协会评估治疗分数（JOA 评分）83.23±5.59，获得了满意的疗效。⑦跟骨骨折调节式整复固定支架样品经检验符合医用相关标准。

二、解剖型塑形纸质支架夹板

（一）研发背景及意义

临床上，部分医生对夹板的选用不当，以及不规范塑形造成夹板的强度、抗弯性等生物力学指标受到了削弱，影响了夹板固定的强度和效果。塑形不好的夹板，治疗过程中会对中间骨突部位产生卡压，导致患者局部疼痛不适，严重者会出现压疮，需要更换夹板或再次进行包扎，可能会使得部分患者出现骨折的二次移位。

（二）设计和制作

2010年蔡建平团队成员沈杰枫等从内固定"解剖钢板"理念中得到启发，创新性地提出了"解剖型塑形纸质支架夹板"设计的理念，通过使用石膏取模、计算机软件测量肢体表面解剖特征，3D设计制作，力求夹板外形与肢体固定位置外形相匹配（图2-3-7），它具有符合局部解剖外形、无需过多塑形、临床使用方便、并发症少等特点，能更好地维持骨折部位的稳定性，使小夹板固定的流程更加规范，易于重复，充分发挥了"塑形纸质支架夹板"的优点，提高了手法治疗骨伤疾病的疗效。

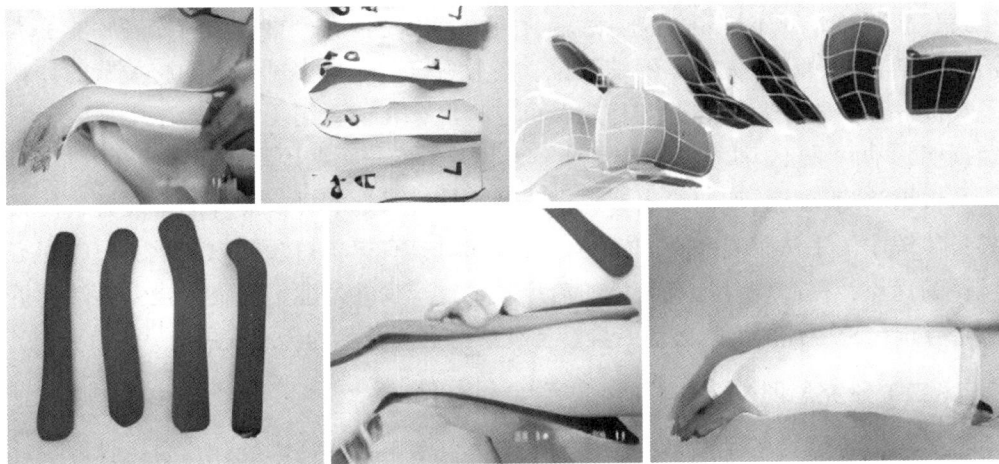

图2-3-7　桡骨远端解剖型塑形纸质支架夹板的设计和制作

（三）临床应用

患者仰卧于整复床，肘关节绕过固定杆并屈曲90°以对抗牵引，前臂旋前位，助手站于患肢对侧，双手紧握患者手腕掌根部，亦可在患者手掌缠绕数圈绷带防止牵引时滑脱。施术者站在助手对面，双手拇指按于背侧桡骨远端，其余手指按于掌侧近骨折端。整复开始后助手缓慢用力顺着原来移位的方向拔伸，继而加重力度沿前臂纵轴方向拔伸牵引并维持，纠正骨折断端嵌插短缩及部分成角移位。施术者用拇指触摸骨折断端并双掌对向挤捺，进一步纠正碎骨块移位和下尺桡关节分离，助手在不减少牵引力的前提下将手掌拉至屈30°、尺偏15°位。整复后观察患部畸形消失情况并用手指抚摸患处，若桡骨原有凹陷或突起已经平正则骨折复位满意，施术者一手扶持断折处，另一手将患者五指屈曲握拳，顺势做腕关节30°屈伸以理顺筋腱，于远骨折端背侧放置压垫，先用绷带自腕部向肘关节缠绕2层固定，随后用绷带固定解剖型塑形纸质支架夹板。

三、桡骨远端骨折无创调节式夹板托支架

（一）研发背景及意义

桡骨远端关节面3cm以内的骨折称为桡骨远端骨折，为临床上最常见的骨折之一，约占急诊骨折患者的1/6。桡骨远端骨折可发生于任何年龄段，尤其在6~10岁儿童和60~69岁妇女中较多见。桡骨远端骨折经积极合理治疗大多能取得满意疗效，但是治疗不当易导致腕关节慢性疼痛、无力、僵硬，腕关节畸形及创伤性关节炎，从而影响腕关节功能。其治疗方法分为非手术治疗与手术治疗两种。大多数桡骨远端骨折患者经正确的手法整复后多可取得比较满意的骨折对位，但维持比较困难，对不稳定的桡骨远端骨折，特别是伴有严重骨质疏松者，非手术治疗后期骨折再移位尤其是短缩移位、畸形愈合者非常多见，影响腕关节的外观及功能。而手术治疗虽然固定稳定、可靠，但存在能否耐受手术，术中血管、神经损伤，术后感染，肌腱及软组织激惹及住院时间长、费用高等问题。

根据治疗现状，如何给患者提供一种治疗桡骨远端骨折的外固定装置，使其具备传统中医手法整复夹板固定的优势，同时具有提供持续的纵向牵引力、固定可靠的优点，提高桡骨远端骨折的治疗效果，减少并发症，为临床桡骨远端骨折患者寻求一种更佳的治疗方法，推动传统中医夹板技术的传承发展。

（二）研究思路

中医手法整复夹板外固定具有悠久的历史及丰富的临床经验，为桡骨远端骨折患者提供了一种无创、简便、价格低廉的治疗方法，大多数桡骨远端骨折患者经正确的手法整复后多可取得比较满意的骨折对位，但维持复位比较困难，对不稳定的桡骨远端骨折，特别是伴有骨质疏松的老年患者，非手术治疗过程中存在固定不可靠、骨折复位丢失的问题，尤其是治疗过程中桡骨高度丢失，导致骨折畸形愈合，并影响腕关节功能恢复。外固定支架手术治疗桡骨远端骨折是临床上

广泛应用的一种微创固定技术，具有固定更可靠，能持续提供纵向牵引力，有效避免骨折治疗过程中的复位丢失，但外固定支架手术亦是一种有创治疗，同时存在损伤血管、神经、肌腱，掌骨骨折，钉道感染等手术并发症。

因此，根据桡骨远端骨折的治疗现状，我们研制出一种治疗桡骨远端骨折的外固定装置，具备中医手法整复夹板外固定的优势，同时具备外固定支架能提供的纵向牵引力、固定可靠优点的外固定装置。

（三）研制过程

根据上述要求，我们需要寻找一种外固定夹板材料，应具有良好的可塑性、强度、弹性，可做到完美塑形，有舒适、可靠的手部及前臂固定提供把持力，同时在手部、前臂夹板托之间由支架相连，该支架允许腕部的万向调节及固定，并提供足够的纵向牵引力，做到类似外固定支架的持续牵引复位效果。因此，我们设计了桡骨远端骨折无创调节式夹板托支架，该夹板托支架由手部夹板托、前臂夹板托、牵引万向调节杆、连接器、搭扣组成。手部夹板托、前臂夹板托由高性能塑料制成（内附防压内衬），为一种低温热塑板材，当其在 60~70℃温度时可软化，能任意塑形，脱离此温度后约 3 分钟恢复原有特性，因此具备完美塑形的特性；手部夹板托附有 1 枚搭扣，前臂夹板托附有 2 枚搭扣，提供夹板托固定的约束力；牵引万向调节杆为不锈钢材质，具有万向调节、固定及纵向牵引功能；连接器通过铆钉固定于夹板托背侧并与牵引万向调节杆连接（图 2-3-8）。

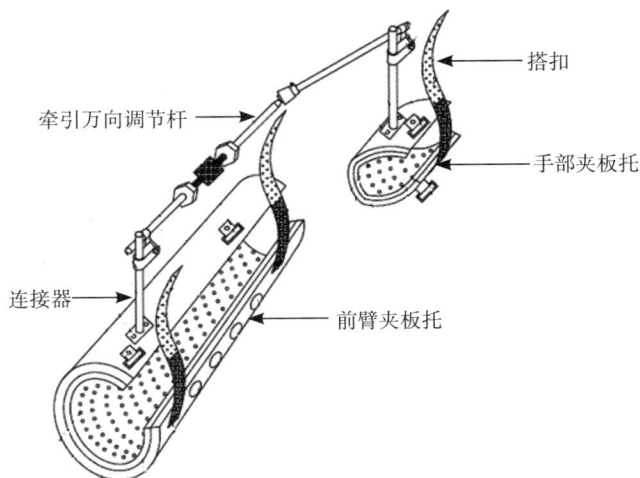

图 2-3-8　桡骨远端骨折无创调节式夹板托支架设计图

1. 手部及前臂夹板托设计

选用高性能塑料制成手部及前臂夹板托，应为低温热塑板材，具有良好的可塑性、强度、弹性，可做到完美塑形，重量轻，设计的手部及前臂夹板托为半环形结构。为方便临床应用，需要提前生产符合手、腕、前臂解剖结构的夹板托。

参考我院骨伤科桡骨远端塑形纸质支架夹板规格标准化研究资料，该研究测量了100例健康成年人远侧掌横纹处周径、腕横纹处周径、前臂中上1/3交界处周径、腕横纹至远侧掌横纹距离以及前臂中上1/3至腕横纹距离（表1），设计、生产小、中、大三种型号的手部及前臂夹板托（图2-3-9），手部及前臂夹板托周径取测得值4/5，手部夹板托长度即为腕横纹至掌指关节的距离，前臂夹板托长度设计为腕横纹至前臂中上1/3的距离后去除远端2cm，手部夹板托与前臂夹板托间距即为2cm，便于调节腕关节角度。

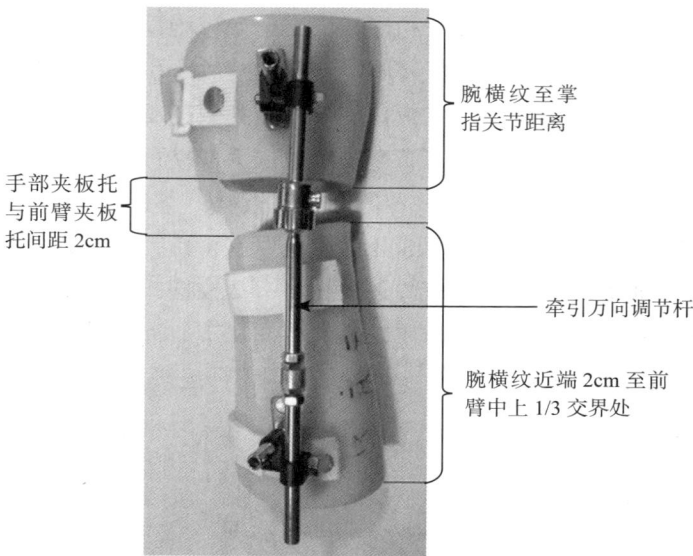

图 2-3-9　桡骨远端骨折无创调节式夹板托支架实物图

表 1　手部及前臂夹板托规格标准

型号	夹板托部位	数值（mm）
小号	手部夹板托远端周长	141
	手部夹板托近端周长	118
	手部夹板托长	57
	前臂夹板托近端周长	186
	前臂夹板托长	156

型号	夹板托部位	数值（mm）
中号	手部夹板托远端周长	156
	手部夹板托近端周长	129
	手部夹板托长	67
	前臂夹板托近端周长	210
	前臂夹板托长	169
大号	手部夹板托远端周长	171
	手部夹板托近端周长	139
	手部夹板托长	76
	前臂夹板托近端周长	234
	前臂夹板托长	182

2. 牵引万向调节杆设计

我们考虑到牵引万向调节杆所需的万向调节、固定功能及纵向牵引功能，且为连接手部及前臂夹板托的唯一装置，需要具有较高的强度，因此我们选用了金属不锈钢材料，牵引万向调节杆集成了万向调节、固定器及纵向牵引器。万向调节、固定器具有万向调节、固定功能，通过配套的内六角旋凿调节，其最大调节角度为 35°（图 2-3-10）；纵向牵引器通过旋转螺帽调节纵向牵引力大小及所需牵开的距离，允许撑开的最大圈数为 18 圈，最大撑开距离为 4cm，调节工具为配套的外六角旋凿。

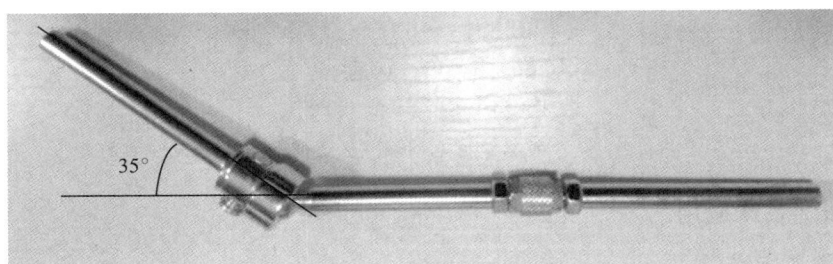

图 2-3-10　万向调节、固定器最大调节角度

3. 连接器、搭扣设计

连接器为连接夹板托与牵引万向调节杆的部件，连接器底部 2 个孔通过铆钉固定于夹板托的背部，头部的孔固定牵引万向调节杆，通过侧方的螺帽调节松紧；

搭扣是固定夹板托于患肢的装置，其两端通过铆钉固定于夹板托上。

4. 夹板托支架

桡骨远端骨折无创调节式夹板托支架由手部及前臂夹板托各1个、牵引万向调节杆1根、连接器2枚、搭扣4枚组装完成。组装桡骨远端骨折无创调节式夹板托支架需要配套的内六角旋凿、外六角旋凿（图2-3-11）。发明专证证书见图2-3-12。

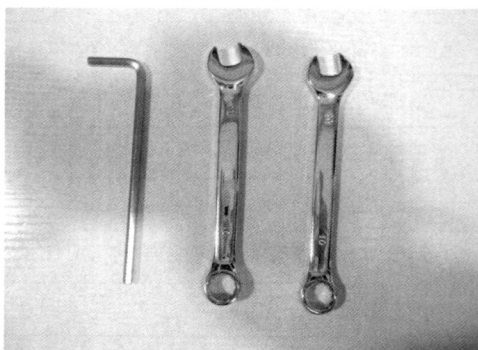

图 2-3-11 配套的内六角旋凿、外六角旋凿

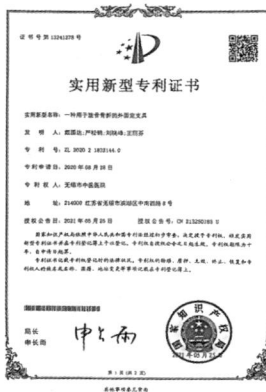

图 2-3-12 桡骨远端骨折无创调节式夹板托支架专利证书

（四）临床应用

1. 整复前准备

整复前详细了解患者病史，包括症状和体征，全面掌握患者病情，住院患者完善入院常规检查，所有患者均拍摄患腕标准正、侧位 X 线片，测量掌倾角、尺偏角及桡骨高度数值，并行 CT 扫描联合三维重建，以便准确掌握桡骨远端骨折的形态及分型。整复前密切观察患者病情，排除禁忌证，避免发生意外。根据患

者个体情况选择合适型号的夹板托支架。

2. 手法整复

根据患者情况，治疗前不予麻醉或血肿内麻醉。患者取仰卧位，平躺于整复床上，肘关节屈曲90°，前臂中立位，助手紧握患肢前臂，施术者两拇指并列于远端背侧，其余四指置于腕部，扣紧大小鱼际，持续拔伸牵引，充分牵引纠正断端嵌插短缩及部分成角移位，待充分拔伸牵引后，维持牵引，施术者与助手配合，根据患者损伤机制及骨折移位情况，向相反的方向折顶纠正断端成角，掌侧成角移位者掌屈尺偏位折顶，背侧成角移位者背伸尺偏位折顶，充分纠正断端成角及侧方移位，完成骨折复位。

3. 固定方法

在维持牵引复位下，用本院自制消肿膏外敷，绷带缠绕固定，绷带缠绕松紧适度。将置于温箱中备用的桡骨远端骨折无创调节式夹板托支架取出，在其温度降至不烫伤皮肤后及固化前，舒适、服帖、牢靠地固定于患肢手部及前臂，根据患者损伤机制及骨折移位情况，固定患侧肢体，掌侧成角移位者掌屈尺偏位固定，背侧成角移位者背伸尺偏位固定，旋紧连接器、万向调节螺帽，通过旋转撑开调节螺帽，提供断端间的持续撑开力，根据撑开力学测试，我们推荐撑开圈数5~8圈，撑开力大小50~90N为宜（图2-3-13），此时患者耐受性较好，且临床观察能较好地维持骨折复位。常规患肢抬高，卧床时患肢高于心脏，下床活动时前臂悬吊于胸前。

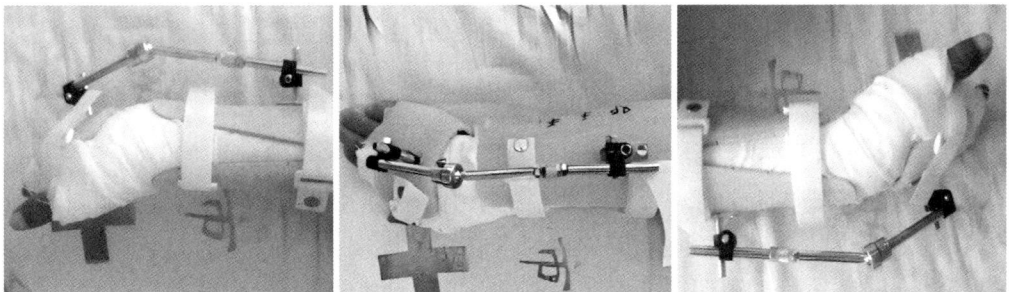

图2-3-13　桡骨远端骨折无创调节式夹板托支架固定效果图

4. 整复后处理

治疗完成后当天复查X线片（图2-3-14），观察骨折复位及固定情况，若复位不满意可再次行手法复位。局部给予冰袋冷敷（外伤后72小时），减少骨折断端的软组织渗出，减轻患肢的肿胀及疼痛，在固定期间，特别是早期，应密切观察患肢肿胀情况及末梢血运，根据情况调整夹板托松紧，并告知患者，若出现患肢手指感觉障碍、色紫暗，腕部肿胀明显，手指活动时疼痛剧烈，应立即告知医师或到医院就诊，避免骨筋膜室综合征的发生。如患者疼痛，排除骨筋膜室综合征后可给予镇痛药物对症治疗或口服及静脉滴注消肿药物至局部肿胀缓解。在固定期间，医师应指导患者逐步活动肘关节、肩关节、指间关节及掌指关节。

每周复查腕关节标准正侧位 X 线片，观察骨折对位及愈合情况，并测量掌倾角、尺偏角及桡骨高度数值，如果发现骨折再移位或短缩移位等不良情况，可根据 X 线片表现，通过牵引万向调节杆调整腕部位置及撑开力大小，根据骨折愈合情况，治疗后 3~4 周，调整牵引万向调节杆于腕关节中立位，并适当降低牵引力量。根据患者骨折粉碎程度及骨折愈合情况，一般固定 4~6 周，X 线片提示骨折愈合后拆除外固定，指导患者逐步进行患腕功能锻炼，可结合本院自制制剂和伤散药熏洗，按照医师制订的功能锻炼计划进行腕关节功能锻炼。

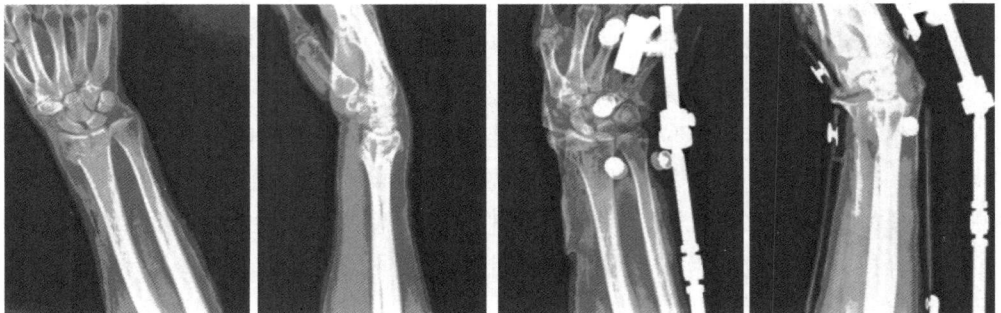

治疗前 　　　　　　　　　　　　　　治疗后

图 2-3-14　桡骨远端骨折无创调节式夹板托支架治疗前后 X 线片

四、充气式下肢皮肤牵引装置

（一）研发背景及意义

现有的下肢皮肤牵引装置，主要包括牵引套、牵引带和支撑板，为对称设计，这样的下肢皮肤牵引装置在实际使用时存在以下弊端：①在牵引过程中牵引套容易松动，向肢体远端滑脱，从而失去牵引作用。②牵引套围绕患肢环形包扎，近似肢体的圆环形状，不能有效防止肢体旋转。

充气式下肢皮肤牵引装置能克服现有技术中存在的不足，提供一种在牵引过程中既可以有效防止牵引装置滑脱，又能有效防止肢体旋转的下肢皮肤牵引装置。在使用过程中，可以及时方便地调节该装置的松紧度，并且不影响肢体有效血液循环，从而达到理想的牵引治疗效果。

（二）设计和构成

2008年蔡建平团队成员沈杰枫等设计出一种充气式下肢皮肤牵引装置，具体如下。①在外套上设置外层露膝孔，在外套的侧边设有若干捆扎带，在外套的底端设有牵引带，其特征是在外套内设有内胆体，内胆体上设有与外层露膝孔位置吻合的内层露膝孔，在内胆体上设置外侧气囊与内侧气囊，外侧气囊与内侧气囊分别位于内层露膝孔的两侧，外侧气囊的横截面大于内侧气囊。②外侧气囊与内侧气囊均呈下端大、上端小的锥状。③内胆的形状与外套的形状吻合，外侧气囊与内侧气囊呈条状分别设置在内层露膝孔的两侧，外侧气囊与内侧气囊之间的内胆体为薄片状，在外侧气囊的上端设有单向气嘴，在外侧气囊与内侧气囊之间设有空气连通管。④在牵引带上固定设有扩张板，在扩张板两侧的牵引带上设置长度调节扣，在扩张板处的牵引带上设有牵引连接环。⑤捆扎带为自粘性带体，外套设有与捆扎带对应的粘结部，在粘结部上设有与捆扎带的粘结面配合的粘结条。⑥外套为下端大、上端小的锥状封闭织物。

制造时，气囊两侧均以棉质材料连接成为内胆，可以缝合固定于外套的内部。内胆上设有与外套匹配的露膝孔。牵引套平面呈近端大、远端略小的梯形，沿肢体包扎后呈近端粗、远端细的锥状（图2-3-15）。

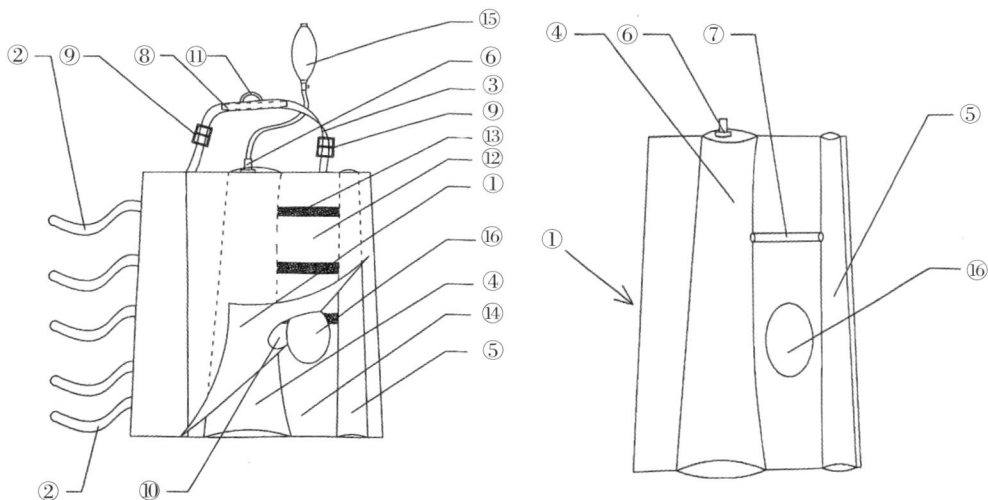

注：①外套；②捆扎带；③牵引带；④外侧气囊；⑤内侧气囊；⑥单向气嘴；⑦空气连通管；⑧扩张板；⑨长度调节扣；⑩外层露膝孔；⑪牵引连接环；⑫粘结部；⑬粘结条；⑭内胆体；⑮充气囊；⑯内层露膝孔

图2-3-15 充气式下肢皮肤牵引装置示意图

（三）创新点及优势

充气式下肢皮肤牵引装置创新性地将充气加压装置与下肢皮肤牵引装置相结合，可提供持续的气囊加压，并随时调节，维持皮肤牵引装置的摩擦力，避免皮肤牵引装置因摩擦力衰减而导致固定失效。该充气式下肢皮肤牵引装置具有以下优势：①临床应用方便、易于掌握。②随时根据气囊压力调节气压，维持皮肤牵引装置的摩擦力，避免皮肤牵引装置因摩擦力衰减而导致固定失效。③因摩擦力的均匀增大，可增加牵引重量，扩大下肢皮肤牵引装置的适用范围。

（四）实用新型专利证书

见图2-3-16。

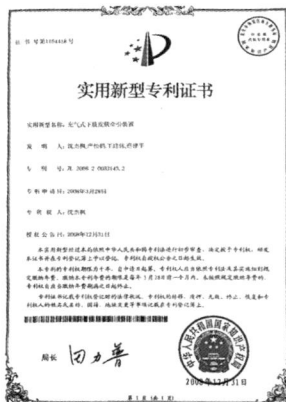

图2-3-16 充气式下肢皮肤牵引装置专利证书

五、通用型喙锁韧带重建骨隧道导向器

（一）研发背景及意义

肩锁关节是上肢运动的支点，在肩胛带功能和动力学上占有重要位置。肩锁关节脱位是常见的肩部运动性损伤，约占肩部损伤的12%，多见于年轻运动员，是导致肩部疼痛的重要原因，还会引起肩关节功能明显受限。临床上，Rockwood分型Ⅲ型以上的肩锁关节脱位需要进行手术治疗。目前Endobutton技术是临床上公认治疗肩锁关节脱位较优的手术方案，而Endobutton技术的关键在于建立准确的锁骨-喙突骨隧道，锁骨-喙突骨隧道的定位直接关系到手术的成功与否。

目前锁骨-喙突骨隧道的建立主要有两种方案，即开放性手术和微创手术。传统的开放性手术一般由锁骨至喙突做弧形切口分别暴露锁骨及喙突，施术者于直视下进行锁骨及喙突钻孔。这种方法的优点是操作较为简单、直观，但缺点亦十分明显。首先是切口较长，影响美观；其次是对附近正常组织、结构破坏较大，术后疼痛明显，恢复较慢；再次因锁骨－喙突骨隧道未分别建立，因此可能因内植物的切割效应导致后期锁骨或喙突的骨折固定失效；最后因解剖结构的限制，建立的喙突隧道位于喙突前部，该部位远离喙突基底，较为窄小，易导致术中及术后喙突骨折。因此，目前开放性手术逐渐被临床所摒弃。微创手术分为术中X线与导航系统辅助手术以及导向器辅助手术。导航系统由于其昂贵的价格、复杂的操作，且施术者学习难度较大，普及程度受限，不易在临床推广。X线辅助手术目前在临床上使用较广泛，但由于解剖的个体化差异、患者的体位、透视的角度以及施术者的手术经验等不确定因素，所建立的锁骨－喙突骨隧道准确性尚不满意。临床上常用的导向器为ACTightRop，应用于肩关节镜下辅助建立锁骨－喙突骨隧道，但肩关节镜设备昂贵、技术要求高、培养周期长等因素影响了临床的推广。目前也有不使用肩关节镜，在直视下使用导向器辅助小切口的报道，但均存在共同的弊端，目前所报道的导向器均需将导向器准确置于喙突下方基底部中央，有损伤喙突下方重要结构的风险，对施术者要求较高，临床应用不广泛。此外，还有一些个体化导向器的设计，但都基于CT扫描、3D打印等辅助技术，亦存在设备昂贵、操作复杂等弊端，难以普及和推广。

（二）研究思路

为解决锁骨－喙突骨隧道建立问题，蔡建平团队成员胡钢等设计了一种通用型喙锁韧带重建骨隧道导向器，在提高临床建立锁骨－喙突骨隧道准确性的同时，减少手术创伤、操作时间及术中透视次数，避免因骨隧道定位不良而导致复位丢失、固定失效，在实现微创操作的同时，获得更佳的手术疗效及功能康复。该导向器临床推广后将显著降低Endobutton技术的准入门槛，便于该技术的推广，使广大患者受益。

（三）导向器构成及功能

该新器械用于建立锁骨－喙突骨隧道，具有操作简便、定位准确、减少术中透视次数、减少手术创伤、节约手术时间等优势。通用型喙锁韧带骨隧道导向器由夹持部分、连杆导向部分组成（图2-3-17）。通过喙突上方、锁骨前缘切口显露喙突，通过夹持钳夹持喙突基底上缘两侧，从而使导向筒中的导针先穿过锁骨前后缘中点，继而插入喙突基底中央区，定位准确，可在理想位置处一次性建立锁骨－喙突骨隧道，便于喙锁韧带的快速重建，且夹持宽度可灵活调整，适用于不同患者，实用性强。

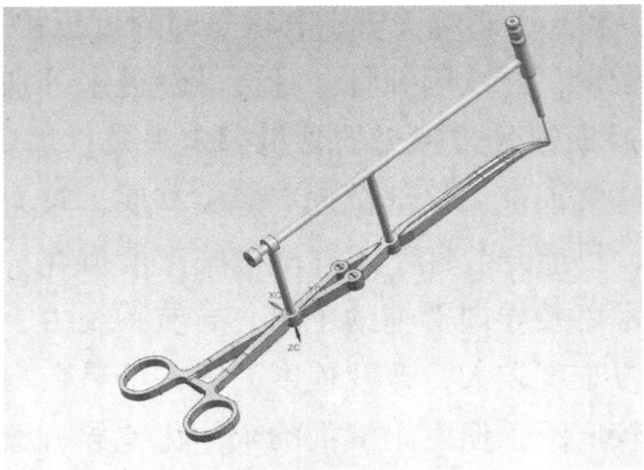

图 2-3-17 通用型喙锁韧带重建骨隧道导向器设计图

（四）创新点及优势

通用型喙锁韧带重建骨隧道导向器的创新点及优势有以下几点：①该导向器为通用型，无须增加其他辅助设备，学习、使用方便，易于临床推广。②该导向器操作微创，与 Endobutton 植入同一切口，无须额外做切口，减少手术创伤。③该导向器定位时暴露喙突上方，操作简便，无须暴露深且远离重要解剖结构的喙突下缘，因此更简便、安全，且肩锁关节脱位患者喙突上方结构（喙锁韧带）已损伤，因此暴露喙突上方不会增加患者的损伤，符合微创原则。④该导向器能显著减少术中透视次数，保护患者及施术者减少射线的伤害，且缩短手术操作时间。⑤通过该导向器可实现喙锁韧带的解剖重建，分别重建喙锁韧带的锥状韧带与斜方韧带，实现肩锁关节的三维稳定性。

（五）实用新型专利证书

见图 2-3-18。

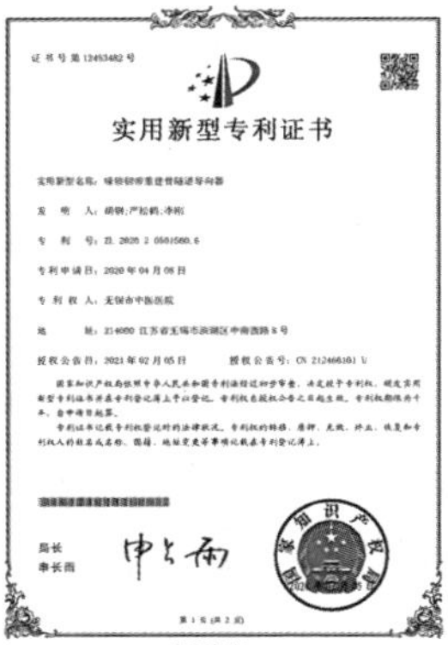

图 2-3-18 通用型喙锁韧带重建骨隧道导向器专利证书

六、肱骨骨折的外固定支具

（一）研发背景及意义

随着老龄化社会的发展，老年人肱骨近端骨折的发病率逐渐增高，且常合并骨质疏松，手术治疗存在并发症多、医疗费用高等不足，并且已有大量的文献研究证实，老年人肱骨近端骨折手术治疗和非手术治疗疗效相当，无临床差异性，但无论是手术治疗后的术后保养还是非手术治疗需要采用的辅助固定，都缺少有效的外固定支具，而且现有的辅助固定装置穿戴后，需要患者将手臂完全露出来，针对身体较弱的老人这种操作很容易导致患者着凉，对患者的康复效果有很大影响。肱骨骨折的外固定支具对于上肢骨折中的肱骨中段骨折、肱骨远端骨折、尺桡骨骨折都能进行有效的固定。

（二）研究思路

对于上肢骨折尤其是肱骨近端骨折，临床上目前未见到有效固定的支具，通过石膏或夹板绑带固定操作烦琐、局部不透气、容易产生压疮，且这样固定后肱骨近端骨折患者后期易局部受凉导致局部疼痛不适。本支具经过反复设计、打样以及临床调试1年多的时间，目前研制生产出的外固定支具材料具有透气且能对受伤肩部有效保暖，穿戴方便，固定可靠。后期待患者骨折愈合后，可将支具简单修剪后做成护肩继续使用（二次利用）。

（三）研制过程

蔡建平名中医工作室团队与工程师反复设计、打样以及临床调试，其中戴国达副主任中医师提供了技术服务和技术指导包括参与前期方案设计并提出合理建议，后期在临床试用中提供客观评价。因后期经临床试用后，打样产品前后经历了三次改良，制造出的产品较前期申请的"一种用于肱骨骨折的外固定支具（授权专利号：CN213250183U）"有一些变动，戴国达副主任中医师为了更好地保护其知识产权以及职务科技成果又进行了专利申报，发明创造名称为"一种上肢骨折固定支具（专利申请号：20222073909.2）"，目前专利已受理，待授权。经历了为期长达1年多的前期探索后，目前研发出的产品已在临床上使用，后期通过临床使用情况继续调整产品设计，更新和完善产品。

如图2-3-19所示，一种上肢骨折固定支具，包括上臂主体、前臂主体、肩部主体、可选择使用的肘部固定板，上臂主体上有四块上臂钢板，上臂钢板与上臂主体之间固定连接，前臂主体上分布有四块前臂钢板，前臂钢板与前臂主体之间固定连接，肩部主体固定连接在上臂主体顶部。上臂主体呈半包围状，上臂主体外表面上设有上臂环形魔术贴，上臂环形魔术贴能够将上臂主体收紧固定，上臂环形魔术贴设有多个，均匀分布在上臂主体的外表面上。前臂主体呈半包围状，前臂主体外表面上设有前臂环形魔术贴，前臂环形魔术贴能够将前臂主体收紧固定，前臂环形魔术贴设有多个，均匀分布在前臂主体的外表面上，前臂主体远离上臂主体的一端需要伸长，保证长度能够超过手腕。

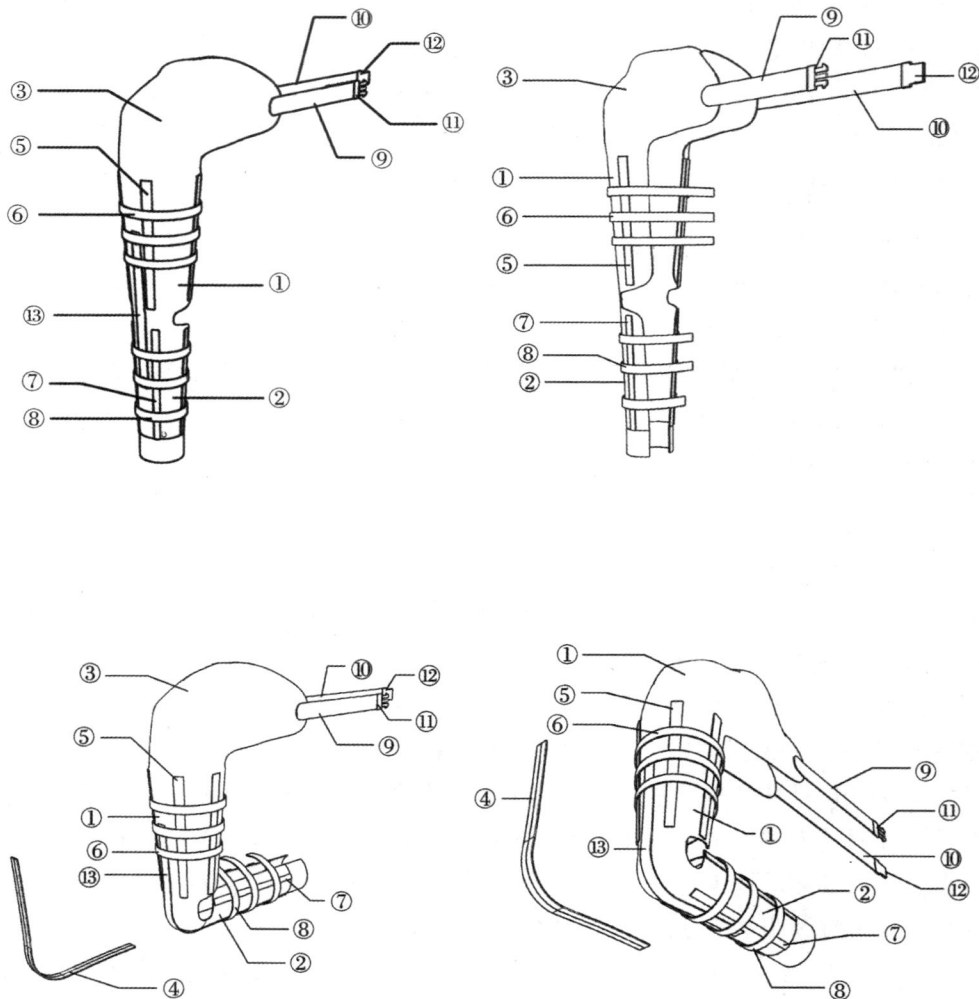

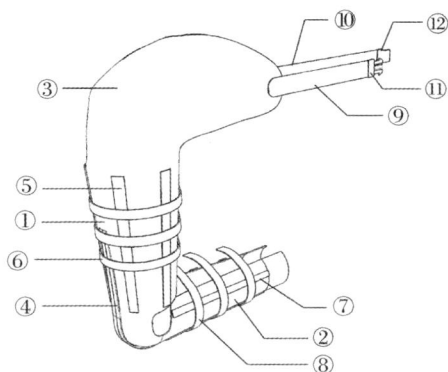

注：①上臂主体；②前臂主体；③肩部主体；④肘部固定板；⑤上臂钢板；⑥上臂环形魔术贴；⑦前臂钢板；⑧前臂环形魔术贴；⑨前固定带；⑩后固定带；⑪子扣；⑫母扣；⑬魔术贴毛面
图 2-3-19　一种上肢骨折固定工具

通过上臂环形魔术贴和前臂环形魔术贴分别对上臂主体和前臂主体进行收紧固定，使上臂钢板和前臂钢板能贴合手臂，起到固定骨折部位的作用。

肩部主体呈半包围状，能够包裹人体肩膀，且手臂可以从中穿过，肩部主体的开口端设有一对固定带分别为较短的前固定带和较长的后固定带，前固定带上设有子扣，后固定带上设有母扣，子扣和母扣可以扣合到一起，子扣和母扣一般可以采用插扣，将整个支具固定到身体上，后固定带较长可以保证后固定带能够从患者背部绕到患者的胸前，在患者胸前进行固定，方便操作，也方便患者自己能看到插扣是否扣紧，如果发现插扣断开可以及时自行插回或者找人帮忙扣紧。

当患者发生肘部骨折时，需要将肘部固定板固定到支具上进行使用，上臂主体与前臂主体的连接处外侧，设有一排魔术贴毛面，对应的肘部固定板呈类似直角形，肘部固定板的内侧面上粘贴固定魔术贴钩面，魔术贴毛面和肘部固定板内侧的魔术贴钩面恰好可以贴合，从而将肘部固定板在魔术贴毛面处固定，同时上臂环形魔术贴和前臂环形魔术贴也能对肘部固定板起到一定辅助固定作用。

患者可以从肩部主体将手臂伸入支具，然后通过上臂环形魔术贴和前臂环形魔术贴将手臂处收紧固定，让上臂钢板和前臂钢板能贴合手臂，起到固定骨折部位的作用，当患者涉及肘部骨折或前臂骨折时需要将肘部固定板固定到支具上的魔术贴毛面处，让手臂处于90°弯折状态。

（四）实用新型专利证书

见图 2-3-20。

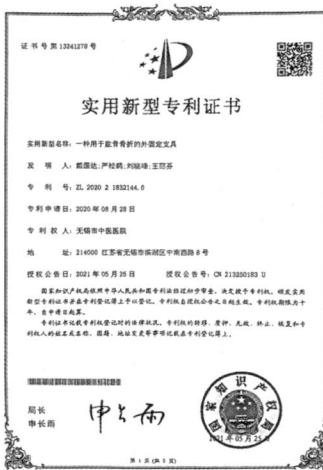

图 2-3-20 一种用于肱骨骨折的外固定支具专利证书

（五）临床应用

1. 整复前准备

整复前详细了解患者病史，包括症状和体征，全面掌握患者病情，住院患者完善入院常规检查，所有患者均摄患肩正、侧位 X 线片，以便掌握肱骨骨折的形态及分型。整复前密切观察患者病情，排除禁忌证，避免发生意外。根据患者个体情况选择合适的肱骨骨折外固定支具。

2. 手法整复及固定

患者需要坐在座位上或躺在床上，一助手用布带绕过腋窝向上提拉，同时屈肘 90°，前臂保持中立位。另一助手握住肘部，沿肱骨纵轴方向进行牵拉，以纠正缩短移位。根据骨折的不同类型，需要采用不同的复位方法。对于外展型骨折，施术者需要双手握住骨折部位，两拇指按在骨折近端的外侧，其余各指环抱骨折远端的内侧向外捺正，助手在牵引下将上臂内收，即可复位。对于内收型骨折，施术者需要两拇指压住骨折部向内推，其余四指使远端外展，助手在牵引下将上臂外展，即可复位。如果成角畸形过大，还可以继续将上臂上举过头顶，此时施术者站在患者前外侧，用两拇指推挤远端，其他四指挤按成角突出处。如果有骨擦感，或断端相互抵触，然后予以肱骨骨折的外固定支具固定（图 2-3-21）。

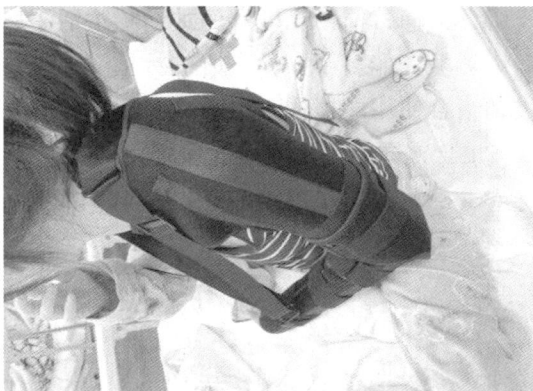

图 2-3-21　肱骨骨折的外固定支具临床应用

七、基于展肩悬蹲法练功设计的冻结肩锻炼器

（一）研发背景及意义

冻结肩，又称肩关节周围炎（简称"肩周炎"），是一种中老年人群中常见的肩关节疾病，以肩部持续性疼痛和关节主、被动活动障碍为典型临床表现。虽然该病具有自限性，但自然病程长，痛苦强，部分患者功能恢复不全。有文献报道未经治疗的肩周炎患者病程可长达 2 年以上，甚至更久，其中 20%~50% 的患者会发展为长期慢性肩部隐痛和遗留部分活动障碍，给患者的工作、生活带来了较大的困扰。鉴于冻结肩的疾病特点及我国人口老龄化现状，对冻结肩患者进行积极干预具有重要意义。

目前冻结肩的治疗方法大致可分为手术干预和保守治疗两大类，但以保守治疗为主。无论是保守治疗还是手术治疗，功能锻炼的辅助干预是治疗中的重要环节，因其无创、有效、方便等特点，应用前景广阔。功能锻炼属于运动疗法的范畴，具有缓解肩关节疼痛、恢复关节活动能力、调节不良情绪的作用，符合西医学的生理—社会—心理治疗模式。

功能锻炼分为主动与被动锻炼两种练习模式，其中主动锻炼带给患者的收益优于被动锻炼。目前较为常见的运动有肩关节爬墙运动、钟摆练习、借助器械进行滑轮运动、主被动的拉伸运动等。有研究显示冻结肩患者进行功能锻炼能够有效恢复肩关节的活动范围，恢复患肩的灵活性并增强肌力，还可以维持治疗后的肩关节活动度，避免再次粘连导致病情反复，长期坚持锻炼还可以预防冻结肩的复发。

目前可用于肩部的锻炼器械种类较多、功能各异，主要包括肩（滑）轮训练器、肩部棒、肩部拉力或阻力带、肩部牵引器、肩部旋转训练器、肩部伸展或屈曲器等（图 2-3-22），这些锻炼器材可辅助患者通过主动背后拉手、伸展锻炼等，改善背伸和内旋的受限，或通过前举、外展的被动抬举活动以松解活动障碍。通过对比发现，这些锻炼器械功能多单一，只能进行主动训练，或者只能进行被动训练，缺少主动与被动组合使用的器械，也不能根据患者的不同练习需求进行训练模式的切换，难以满足全方面、多角度地锻炼肩关节。

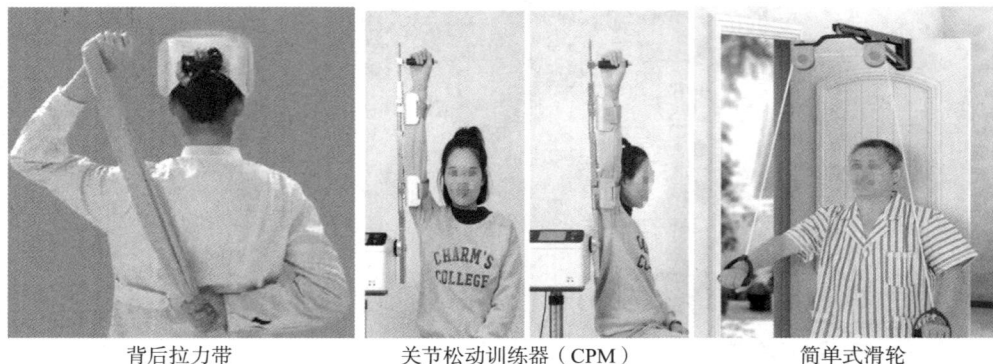

| 背后拉力带 | 关节松动训练器（CPM） | 简单式滑轮 |

图 2-3-22 市面上肩关节常用的锻炼器械

冻结肩的关节活动障碍多以伸臂外展、体侧内旋及背后伸展受限为主，本项目从改善肩关节外展、内旋及背伸受限角度出发，将爬墙运动、背后拉手及毛巾拉伸等练功方法进行连贯式组合，首次提出一套有别于现有干预冻结肩康复的主动锻炼方法，即"展肩悬蹲法"练功（图 2-3-23）。让冻结肩患者背靠于桌柜，双手抓握桌椅边缘后将躯体下蹲并挺胸抬头、目视前方，在躯干徐徐下蹲的过程中借助患者自身的重力，逐渐扩大肩关节的活动范围，下蹲的过程中实现了肩部的主动抗阻训练。下蹲至极限时继续维持该姿势 10~15s，利用重力较大的下半身逐渐扩大受限肩关节的活动范围，可起到巩固肩关节最大活动度的作用。这一套组合式的练功动作实现了肩关节多角度的练习，且练习过程中强度可控、安全有效。

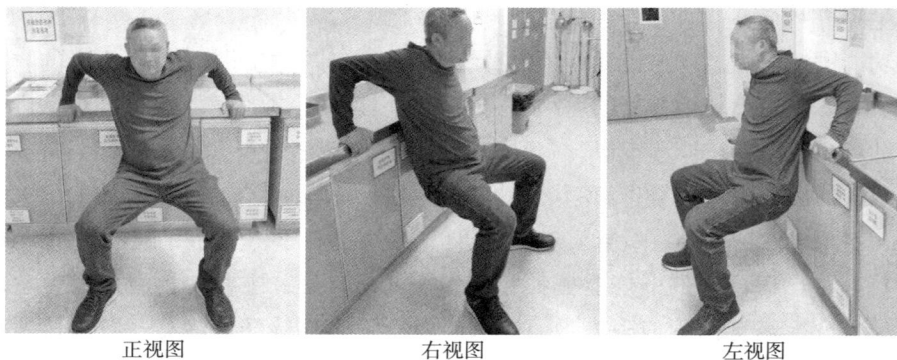

| 正视图 | 右视图 | 左视图 |

图 2-3-23 展肩悬蹲法练功（左侧冻结肩）

（二）研究思路

无锡市中医医院蔡建平等在治疗冻结肩的临床工作中总结的展肩悬蹲法练功可辅助冻结肩患者进行康复锻炼治疗，但练习过程中缺少与之适配的专用器械，这在一定程度上影响了该功法的锻炼效果。所以，蔡建平等基于展肩悬蹲法练功设计了一款与之配套使用的专用锻炼器械，该器械可辅助患者较快地掌握展肩悬蹲法练功的动作要领。我们以此为起点，经过不断地研发、改进，融入了目前常用的如肩关节松动训练器的被动屈曲、伸展及拉伸等功能，逐渐形成了一套练习模式多样、锻炼功能全面的肩关节专用康复器械。

（三）研制

冻结肩锻炼器主体采用不锈钢材质制作，包括横向架和可升降立柱，两个立柱呈左右对称连接于横向架下方，横向架设有向后侧凸起的上腰靠，两个立柱之间设有弹性绷带，横向架两端设握把，两个立柱之间设有下腰靠，下腰靠位于弹性绷带上方，上、下腰靠呈向后侧凸起的劣弧状（图2-3-24、图2-3-25）。患者借用该锻炼器使其双臂外展，腰背部贴着腰靠向下滑动实现下蹲动作，利用自身重力扩大患者在腰臀部下滑过程中肩关节的外展和内旋动作幅度，当患者臀部接触到弹性绷带后，下蹲动作受到阻力，达到更强一级的肩关节抗阻锻炼，在下蹲过程中，使患肩活动范围逐渐打开，实现外展和内旋两个动作的主动功能锻炼，该锻炼器适用于冻结肩、肩部术后关节粘连的患者，协助患者恢复肩关节的功能。

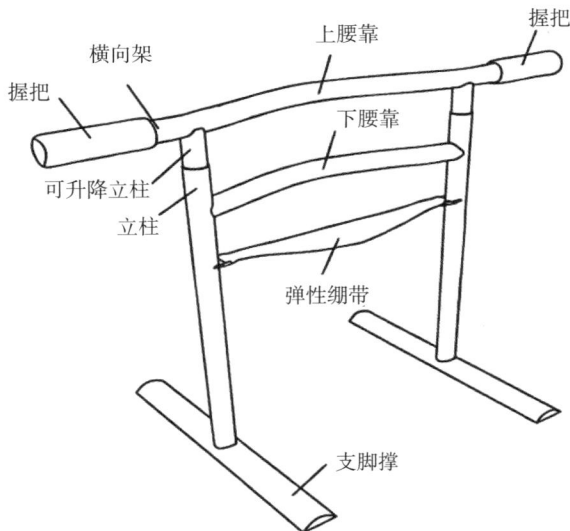

图2-3-24　冻结肩锻炼器结构图

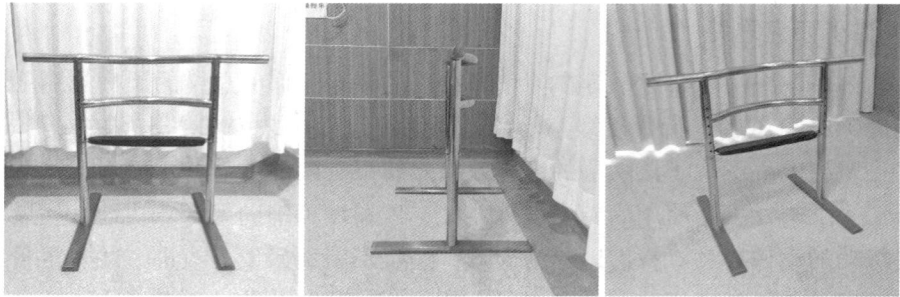

正面观　　　　　　　侧面观　　　　　　　斜面观

图 2-3-25　基于展肩悬蹲法练功设计的锻炼器（初代）

　　临床应用时可根据使用者的练习需要选择主动训练或被动训练，还可实现同一体位下不同练习模式的自由切换（图 2-3-26）。该锻炼器的设计，将填补目前缺少主、被动相结合模式的肩关节多功能锻炼器的空白，不仅适用于冻结肩患者，也适用于肩部骨折后期的康复锻炼，应用前景广阔。

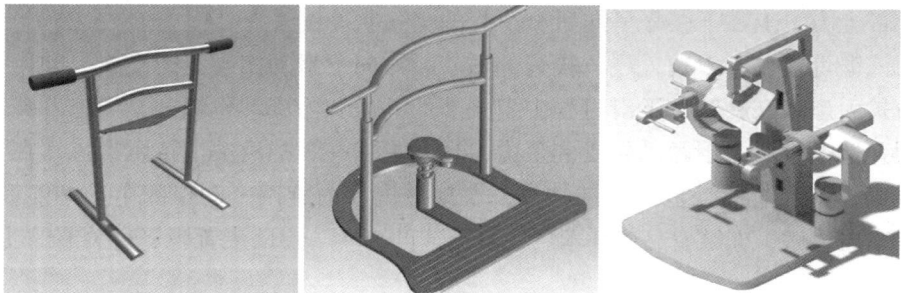

初代渲染图　　　　　　　二代渲染图　　　　　　　三代渲染图

图 2-3-26　肩关节多功能锻炼器

　　通过近 10 年的科技查新发现，目前鲜有肩部主动功能锻炼方法以及专门设计的锻炼器。

（四）使用方法

　　（1）患者站立位，双脚间距与肩同宽，进行耸肩等动作预热肩部，我科康复治疗师拍照记录患者初次治疗前的肩部活动受限程度。

　　（2）依据患者身高将锻炼器弧形腰靠区调整约位于患者腰骶部高度，背对器械，患者双手抓握上腰靠左右两端握把，适当调整背后双手之间的距离，以背后双手间距大于肩宽、双肘屈角度稍大于 90°为宜。患者抬头挺胸展肩，双目平视前方，躯干、上肢与上腰靠、下腰靠紧贴平行，调整双脚前移的距离约等于患者股骨全长，以保证下蹲时可以完成屈髋、屈膝连贯动作。此时，患者的肩关节基本呈外展内旋位。

（3）患者下蹲时腰背部紧贴上、下腰靠区垂直向下滑动，开始双侧肩、肘、髋、膝上下联动的同步屈曲，随着身体逐渐下降臀部触到弹性绷带以进行较强的抗阻训练，此时上述下蹲动作受到阻力，持续下蹲可增加主动锻炼的强度，患者克服弹性绷带阻力的同时，肩肘被迫继续外展、内旋，使肩关节活动范围持续扩大，从而完成外展、内旋和背伸动作的锻炼。锻炼强度以患者肩部不能忍受时为最大限度，此时嘱患者维持姿势约 15s。

（4）双肩用力撑起还原至起势，即第 2 步，嘱患者切勿借助腿部力量起立，稍作休息 30s，至此一整套动作基本完成。

如此重复上述动作，10~15 次／组，3 组／日，即早、中、晚各 1 组。嘱患者治疗后 1 周、2 周及 4 周返院复查。

第四节　膝骨关节炎中医综合治疗经验

膝骨关节炎是西医学的病名，属于中医学中"骨痹""痹证"范畴，是一种以膝关节软骨退行性病变、软骨下骨质反应性改变、关节边缘骨赘形成、滑膜病变、韧带松弛或挛缩、关节囊挛缩、肌肉萎软无力等为特征的慢性关节疾病。随着患者年龄的增长以及病情的不断进展，多出现关节畸形、功能障碍。蔡建平教授临床工作 40 余年，总结膝骨关节炎的病因病机、发病规律和临床特点，提出膝骨关节炎"从瘀分期论治"的学术经验。现将蔡建平教授治疗膝骨关节炎的临床经验总结如下。

（一）病因病机

国家中医药管理局在 2024 年 7 月发布《中医病证诊断与疗效评价规范制修订通则》中将骨关节炎归属于"骨痹"范畴。其在文献中有许多名称，或以病因，或以症状，或病因与症状结合命名，如风痹、寒痹、风湿、行痹、痛痹、着痹等，其主要病变部位在骨。《素问·长刺节论篇》中指出："病在骨，骨重不可举，骨髓酸痛。"症见关节肿痛，沉重难举，活动后疼痛程度加重。蔡建平教授认为膝骨关节炎多因风寒湿邪侵袭膝关节，寒凝筋脉，寒性收引，瘀阻经络，造成关节屈伸不利、重痛、难以活动。寒邪、风邪、湿邪夹杂从表入里，停留在关节的韧带、滑膜等处，导致关节疼痛、麻木、活动受限。气血不能荣养筋脉骨骼，日久则化瘀，导致关节疼痛、活动受限。寒湿郁久化热，湿热内蕴，则多见膝关节红肿热痛、触之灼热、屈伸不利，步履艰难。或因外伤、慢性劳损，使全身血液离经而行，化为血瘀；或气血失和，气机不利，血行不畅导致瘀瘀；或津液输布失常，内生水饮痰湿，内外相引，痰浊阻遏气机，气化失常，因而致瘀。随着病程逐渐延长，瘀血会与体内痰湿互结，蓄积日久，化热生毒，浊毒流注筋骨，走窜经络，影响经络气血运行，也会出现关节肿胀、疼痛如刺等症状。《素问·上古通天论篇》云：“今五脏皆衰，筋骨解堕，天癸尽矣。”对女性来说，天癸的盛衰既反映了气血的强弱，也反映了筋骨是否强健。随着年老体衰，身体自然退变，引起筋的失衡，病情逐渐进展导致骨的退变。肝主疏泄，肾主闭藏，若肾主闭藏功能失调，可致肝失疏泄，痰凝气滞而生瘀，瘀阻筋脉，骨骼与筋脉无以润养，骨骼、肌肉难以发挥其功能，故而关节屈伸受限，功能失常。《灵枢·营卫生会》中有“老者之气血衰……气道涩”，肝肾不足，导致气血亏虚，脉道不利，一旦血液瘀滞，骨与关节无法得到水谷精微的滋养，故“不荣则痛”。所以，肝肾之虚可导致肝肾之瘀。肝肾不足，气血运行失常，病理产物瘀结于骨，骨赘形成，发于膝关节则隐隐作痛，常伴有腰膝酸软无力，酸困疼痛，遇劳更甚。

蔡建平教授认为风寒湿邪侵袭、痰瘀阻滞经络是膝骨关节炎发病的重要因素。凡疼痛、肿胀夹瘀之实证，多有虚的存在；凡气血运行失调，必有虚与瘀的夹杂。本病属于本虚标实、虚实夹杂之病，且在病程的各个阶段易相互转化，肝肾亏虚、筋骨失衡为发病之本，气血失和、瘀阻经脉贯穿本病始终。从膝骨关节炎整个病程的病机特点来看，多为“寒、血、痰、虚”致瘀，瘀是导致膝骨关节炎发生、发展的重要原因。

（二）发病规律

蔡建平教授认为膝骨关节炎的发病与很多因素相关，主要包括以下几个方面。①年龄：随着年龄的增长，膝骨关节炎的患病率也会逐年增加，且疼痛和功能障碍程度也会明显加重。②肥胖：肥胖使膝关节负荷过大，加快膝关节退行性病变。此外，超重给女性带来内分泌的变化，更容易发生膝骨关节炎。③性别：中老年女性发生膝骨关节炎的概率大于男性，尤其是在绝经期后，缺乏雌激素易致骨质疏松症。④职业活动：长期负重的体力劳动者如建筑工人、农民、举重运动员、足球运动员，需频繁做跪、蹲、爬楼梯等动作增加了膝关节的负荷，容易出现膝关节超负荷和超频率，造成膝关节损伤，增加了膝骨关节炎发生的风险。⑤遗传因素：如果直系亲属患有膝骨关节炎，其子女中老年时患膝骨关节炎的可能性就会很高。⑥营养状况：摄入较多维生素C的人群较摄入较低维生素C的人群膝骨关节炎患病率低，而摄入维生素D不足的人群，其发生膝骨关节炎的风险也较大。⑦环境因素：居处阴暗、潮湿、寒冷为膝骨关节炎发病的危险因素。膝骨关节炎发病率呈现明显的地域差异，西南地区（1%）较西北地区（10.8%）低，华北地区（5.4%）和东部沿海地区（5.5%）相对较低。⑧生活习惯：适度的锻炼可以预防和延缓膝骨关节炎的发展进程，不恰当的锻炼方式和强度反而增加膝关节软骨的磨损，增加膝骨关节炎的发病率。

（三）临床特点

上下楼梯时膝关节疼痛是很多早期膝骨关节炎患者的首发症状，这也可能是膝骨关节炎的早期信号。随着病情进展，膝骨关节炎的主要表现为膝关节疼痛，活动后加重，休息后缓解。根据病证不同，关节或疼痛重着，或红肿热痛，或疼痛如刺，或隐隐作痛及酸痛不适。严重者可出现膝内翻或膝外翻畸形。关节局部有肿胀、压痛、屈伸运动受限，晨起时有关节僵硬及发紧感，持续时间常为几分钟至十几分钟，很少超过30分钟。急性发作时膝关节重度疼痛，或疼痛呈持续性，疼痛严重者难以入眠，伴膝关节肿胀，功能障碍，跛行甚至不能行走。经休息、治疗后膝骨关节炎进入迁延期，膝关节疼痛有所缓解，但劳累或天气变化时疼痛加重，伴酸胀、乏力，膝关节活动受限。病程后期，关节轻度疼痛和不适反复发作，腰膝酸软，倦怠乏力，甚至肌萎无力，不耐久行。

（四）中医内治法经验

1. 经验方

通络治痹汤为蔡建平教授临床治疗膝骨关节炎的经验方，药物组成为红花10g，土鳖虫10g，地龙10g，独活10g，川芎10g，白芥子10g，牛膝10g，徐长卿10g，五加皮10g，鸡血藤30g。方中独活祛风除湿，通痹止痛；土鳖虫化瘀通络，消肿止痛。川芎祛风止痛，活血行气，使气行则血行、祛瘀不伤正。红花活血通经，祛瘀止痛；鸡血藤养血活血补血，止痛舒筋活络；五加皮祛风湿，补肝肾，强筋骨，共为臣药。佐以徐长卿祛风除湿，温经通络，散寒止痛；白芥子豁痰利气，散结通络止痛；地龙通经行络，协助君臣。牛膝善治下半身腰膝关节酸痛，既能补肝肾，强筋骨，又能通血脉，利关节，引诸药下行，还可散结止痛。全方共奏祛风除湿、化瘀通络之效。

2. 分期论治

蔡建平教授临证时以缓解膝骨关节炎患者疼痛、改善膝关节功能、提升患者生活质量为治疗目标。根据就诊时的症状及发病时间，将膝骨关节炎分为急性发作期、迁延期、慢性反复期三期论治。

（1）急性发作期：此阶段多因突感外邪，膝关节呈持续性疼痛，疼痛剧烈，肿胀明显，活动受限，严重者平路亦难以行走。蔡建平教授认为膝骨关节炎急性发作期辨证多为风寒湿瘀证或风湿热瘀证，治疗以祛风散寒、清热除湿、化瘀止痛为主。风寒湿瘀者表现为感受风寒而膝痛复作，遇寒肿痛加重，得热则缓，膝肿、肤色白亮、屈伸不利，或尿清便稀，或形寒肢冷，苔薄白腻，脉弦紧或弦滑。此乃寒邪闭阻经脉，治用散寒止痛、温经通络之法，方以通络治痹汤加羌活10g、肉桂10g以祛风散寒。羌活味辛、苦，性温，主要功效为解表散寒，祛风胜湿止痛。肉桂味辛、甘，性大热，归肾、脾、心、肝经，有补火助阳、引火归原、散寒止痛、温通经脉的功效。二者相须相使，借方中牛膝引火下行之力，以资元阳，而肉桂得羌活相助，治寒湿痹痛疗效更佳。风湿热瘀者表现为膝关节红肿热痛，遇热痛增，得冷痛减，疼痛部位大多固定，膝关节屈伸不利，局部皮色发红，触之灼热，舌苔薄黄，脉滑数。本证治拟清热除湿、化瘀止痛之法，方以通络治痹汤加知母10g、黄芩6g。知母味苦，性寒，归肺、胃、肾经，主要功效为清热泻火、滋阴润燥。黄芩味苦，性寒，归肺、胆、脾、大肠、小肠经，主要功效为清热燥湿、泻火解毒。症状较重者还可配合中医外治法。若经内服、外敷中药治疗，患者疼痛仍难以缓解，还可配合针刀治疗，增强通经活络、调和气血、消肿止痛功效。

（2）迁延期：此阶段膝关节已疼痛1个多月，常因过劳或天气变化加重，疼痛持续，且膝部酸胀无力，上下楼梯活动受限。蔡建平教授认为症状迁延期辨证多为痰湿、瘀血痹阻，治疗应祛邪、扶正、化瘀并重。痰湿痹阻者表现为膝部疼痛酸楚重着，屈伸不利，全身困重，晨起口干、口黏，此为湿邪阻滞气机，气血不畅，瘀血阻滞，故膝部夜间疼痛明显，舌暗，舌下脉络迂曲粗大，色紫，脉涩。湿邪困脾，故舌边有齿痕，不欲饮食，大便偏稀，每日数次。此乃痰湿阻遏、痰瘀入络。治用祛湿化痰散瘀之法。方用通络治痹汤加茯苓10g、山药10g。茯苓、山药皆味甘，归肺、脾、肾经，有健脾利水渗湿之功效。瘀血痹阻者表现为膝关节疼痛反复发作，多见膝关节肿胀、疼痛较甚，不能行走屈伸，局部肤色略显暗紫不均匀，或久治未愈，膝关节瘀肿畸形，舌质紫，或舌下静脉呈蚯蚓状，脉弦带涩。此乃气滞血瘀，痹阻经络。拟用活血化瘀、宣痹通络之法，方用通络治痹汤加莪术10g、三棱10g。莪术、三棱皆味辛、苦，归肝、脾经，有行气破血、消积止痛之功效。

（3）慢性反复期：此阶段膝关节表现为隐痛，不影响睡眠，行走时膝关节酸软乏力，遇劳加重，休息则缓，不能久行，久治未愈或经治疗后痛缓而酸楚未已。两膝微肿，伸屈时往往有摩擦音或有"格格"响声。严重者关节变形，活动受限，上下楼梯困难，舌质淡，苔薄，脉沉迟。蔡建平教授认为慢性反复期多为肝肾亏虚、筋骨失养，治当补肾壮骨、养肝柔筋、通调气血。方用通络治痹汤加熟地黄

5g、枸杞子 10g。熟地黄味甘，性温，归肝、肾经，主要功效为补血滋阴、益精填髓。枸杞子味甘，性平，归肝、肾、肺经，主要功效养肝、滋肾、润肺。二者配伍有补肾充髓之功，与方中川芎等辛温之品配伍，使补而不滞，又可防止辛散太过。

（五）中医外治法经验

蔡建平教授认为内治法是外治法的基础，外治法是内治法的延伸，内治法注重整体观念，强调治病求本、攻补兼施。外治法是伤科用药的特色，关注局部症状，强调局部速效，快速缓解患者症状，有利于提高患者的依从性。当患者处于急性发作期症状明显时，应用内治法加外治法，可以尽快控制症状；当患者处于迁延期症状缓解后，应用内治法加外治法，可有效延缓病情进展。蔡建平教授善用外治法包括中药贴敷、推拿疗法、针刀疗法、中药熏洗。

1. 中药贴敷

中药贴敷是将调和好的药膏贴于特定腧穴或病变部位，通过经络和药物持续发挥作用，达到改善微循环，减少局部组织炎性因子，减轻疼痛的作用。蔡建平教授认为对于一些起病较急，膝关节肿胀明显，伴灼热、疼痛，痛不可触，肤温偏高，得冷则舒，甚至有发热、寒战者，可使用刘氏骨伤自制制剂"消肿膏"局部敷贴，以散热消炎、行气止痛。消肿膏主要由黄柏、苍术、姜黄、白芷、天花粉、生栀子、生川乌、生大黄、生半夏、紫荆皮、芙蓉叶等中药组成，经研磨后与滑石粉、甘油等共同搅拌调和而成。使用时将准备好的药膏均匀地涂抹于一个方形蓝色棉纸上（棉纸的大小约 10cm×10cm，涂抹的药膏大小约 6cm×6cm，厚度 0.2cm），涂抹后用 8cm×8cm 大小的白色丝棉纸覆盖于药膏上。在使用前，保持患膝处清洁，无皮肤破损。将消肿膏贴敷于膝关节疼痛处，绷带缠绕膝关节固定。通常 2~3 天更换 1 次。蔡建平教授认为急性期外用"消肿膏"贴敷治疗能有效地促进组织液的吸收代谢，快速消肿，改善患者的疼痛、麻木不适等临床症状。

2. 推拿疗法

推拿疗法是指医者运用稳定、有力、均匀的推、拿、滚、摇、刮、揉等手法，对体表腧穴或相应部位进行操作，以达到缓解肌肉疲劳、改善血液循环等效果的治疗手法。蔡建平教授认为膝骨关节炎患者由于长期行走、负重，或者劳累后复感风寒，以致局部关节间出现酸痛、功能障碍，或有明显压痛点，采用"三指按摩"进行膝关节推拿松解，能改善局部的血液循环状态，加快炎性因子的吸收代谢，促进损伤组织的修复，起到疏经通络、松解粘连、滑利关节、活血止痛的效果。推拿疗法还能改善患者膝关节的屈伸活动度，减轻患者的僵直感和疼痛程度，并改变下肢受力习惯。蔡建平教授操作前让患者伸直放松膝关节，先用手掌揉摩股四头肌疼痛处数次，放松肌肉，再用双手掌夹持股四头肌从上到下推理，重点刺激股内侧肌，然后以三指指腹沿髌骨外侧支持带从上向下至髌下脂肪垫由浅入深按摩10分钟，并逐渐放松按摩髂胫束2~3分钟。刮揉髌骨周围，捏握髌骨，先沿肢体纵轴上下滑动，然后以双手拇指把持外侧缘内推髌骨，保持30s，如此反复20次，最后以双手拇指点压患肢冲门、足三里、环跳、风市、委中、内膝眼、外膝眼、犊鼻、承山、昆仑穴。每个穴位点压1~2分钟。最后患者取仰卧位，屈髋屈膝，一手固定髌骨，一手握小腿远端，做屈膝摇法，同时被动屈伸、旋转活动患膝数次。该手法治疗每周3次，4周为1个疗程。

3. 针刀疗法

针刀是指将病灶周围的软组织切开，以达到松解和剥离粘连的目的，具有创伤小、疼痛轻、疗程短、疗效好的特点。针刀是针对粘连组织、骨关节病的有效疗法，通过松解粘连，改善压迫，解除痉挛，以疏通经络、活血祛瘀，从而达到改善肢体功能的目的。蔡建平教授认为针刀疗法适用于膝骨关节疼痛反复发作，痛有定处，膝关节屈伸不利，膝关节瘀肿畸形者。针刀治疗时，患者取仰卧位，屈膝屈髋，充分暴露膝关节。治疗时，将髌骨看作一块钟表，在髌骨周围循按痛性筋节点后按压定位。医者消毒后，持小针刀，浅层切断松解，刀口线平行于髌骨骨缘进刀，深度3~5mm。以右膝为例，12点对应髌上韧带，6点对应髌下韧带。上楼时疼痛为主选取10、11、12点筋节；下楼时疼痛为主选取8、9、10点筋节；内侧疼痛为主选取2、3、4点筋节；外侧疼痛为主选取8、9、10点筋节。对于严重增生的膝骨关节炎患者，在髌骨中央扪及横行筋节，进行纵行浅层切断松解。术后按压刀口1~3分钟防止出血。每周2次，5次为1个疗程。

4. 中药熏洗

中药熏洗是把中药熬制成汤药，然后用蒸气熏蒸或在适当的温度下进行蒸洗的一种外治方法。中药熏洗的热力可以令膝部周围的微小血管扩张，进而加快膝部关节内的血液流通，从而帮助疏通经络，改善周围软组织的血供，刺激神经和身体的调节功能，促进瘀血消退，减少炎症因子的吸收。蔡建平教授认为患者膝关节酸楚冷痛、沉重酸困、疼痛缠绵，在阴天下雨及寒湿环境下加重，畏风寒者当使用"和伤散"以温经散寒、祛瘀通络。和伤散主要由生草乌、鸡血藤、五加皮、海桐皮、路路通、野桂枝、积雪草、石菖蒲、威灵仙、地骨皮等中药制成。应用现代化中药散剂生产工艺，将上述中药通过粉碎、过筛、混合等工序制成散剂，最后密封包装保存。每次使用时取10g和伤散溶入适量沸水中。当水温较高时，可将患处置于药水产生的蒸气中熏蒸；待水温适中时，将患处放入药水中浸泡；如患处不便放入水中浸泡，可用在药水中浸泡过的热毛巾拧至不滴水后敷于患处。一般每次 30 分钟，每天 2 次，可酌情加减。

（六）练功导引

蔡建平教授治疗膝骨关节炎除中医内治法、中医外治法外，还重视练功导引。蔡建平教授指导迁延期、慢性反复期患者采用下肢"钟摆"锻炼法。方法如下：患者健侧单腿站立，高于地面约 5cm（可于健侧足底垫高），双手扶住身边可固定物体，以稳定身躯，骨盆及上半身保持稳定，患侧膝关节伸直，踝关节保持功能位，进行前屈、后伸髋关节，摆动患侧下肢，类似钟摆，每天 2 次，每次 20 分钟，20 天为 1 个疗程。蔡建平教授认为膝骨关节炎引起的疼痛和活动障碍并不只在膝关节，膝关节的稳定更多地依赖于周围组织，膝关节病变也会使髋、臀、脊、腹等相关结构在完成蹲起等动作时受力不均，从而造成功能障碍。下肢"钟摆"锻炼法结合了现代运动医学关节松动的理念，主要针对下肢力线机械轴进行调整，锻炼髋部和腰部的稳定性，增强核心肌肉群力量，进一步重塑膝关节的稳定性，有利于恢复关节对合关系，使其达到内、外力学平衡，从而改善膝关节活动范围，减少复发。

（七）"治未病"在膝骨关节炎各分期防治中的应用

《素问·四气调神大论篇》指出"是故圣人不治已病治未病，不治已乱治未乱，此之谓也"。顺四时，适寒温，注意防范风寒和湿邪侵袭，合理调配饮食不偏嗜，使体内阴阳平衡，邪气无处侵入。蔡建平教授认为，预防比治疗更重要，消除病因，从源头防治。已患本病，当早发现、早治疗，因时、因人、因地治疗。临床医生不可拘泥于某一证型，病证多掺杂，要将本病转归了然于心，做到未病先防，既病防变。

1. 未病先防——避免危险因素

膝骨关节炎多发于肥胖的中老年女性，或长期从事重体力劳动、剧烈体育运动者，并与损伤、遗传等诸多危险因素相关，这些因素在膝骨关节炎的发展中相互影响、相互促进，严重影响了患者的正常生活。因此要重视膝关节，加强保护，尤其对女性来说，膝关节保暖要从年轻时做起，平时可进行膝关节无负重锻炼，如股四头肌锻炼，增加膝关节的稳定性。通过功能训练改善膝关节滑膜、软骨代谢，减轻膝关节炎症、肿胀、疼痛。生活中减少爬山、深蹲等过度磨损膝关节软骨的活动，以减少对膝关节软骨的损伤，防护结合。保持合理适度的运动强度，特别是老年人应避免剧烈运动，以和缓运动为主。平时调神养生，合理搭配饮食，加强营养，老年人和绝经后妇女应多食用高蛋白、高热量的食品，补充维生素 C、维生素 D 及钙剂，减少高脂肪摄入，避免脂肪含量过剩从而加速膝关节退行性病变。

2. 已病早治

对于已经罹患膝骨关节炎的患者，蔡建平教授认为应该坚持早发现、早诊断、早治疗、早康复、早受益的"五早"方针。重视病变的先兆症状，把疾病消除在初期阶段。在膝骨关节炎的治疗过程中，要始终坚持病证合治、标本兼顾，采取合理规范的整体治疗方案，内外同治，从根本上控制疾病发展，促进病变组织修复，恢复关节功能，消除疼痛，达到最佳的治疗效果。

3. 既病防变

蔡建平教授认为"既病防变"的关键在于掌握膝骨关节炎的发展变化规律，防微杜渐。当外邪侵袭皮部时，患者可无不适或仅出现肌肤不仁症状，若此时正气充盛，可轻易祛邪，若病情进一步发展，侵入筋肉层时，多表现为膝部疼痛、筋脉拘挛，即"筋痹"，此时疼痛或痉挛的表现尚不明显，易被忽视，病邪积留日久，积久成瘀，其束骨和利关节的功能随之受损，势必影响到骨的正常功能，发展为"骨痹"，出现明显疼痛、活动障碍，甚至导致残疾。当已确诊为膝骨关节炎后，必须熟悉膝骨关节炎由表入里，由浅入深，从轻度到重度，从简单到复杂的发展变化规律，避免由浅表皮肉逐渐病变至深层筋骨，强调早诊断和早治疗，及时控制疾病的发展传变。

4. 愈后防复

愈后防复是指在疾病痊愈或病情稳定之后，要预防复发。蔡建平教授认为膝骨关节炎初愈时邪气仍存，正气尚虚，此时可巩固治疗、积极预防，促使机体尽快恢复正常，达到邪尽除、病痊愈、不复发的目的。膝骨关节炎患者常于秋冬气候寒冷之时复发和恶化，故临床治疗时既要依病论治，又要根据四时当令，防病治病。在冬季气温降低时，注重日常膝关节调护，夏季气温高，机体阳气充沛，患者可服用膏方，膏方具有扶正祛邪、寓防于治、持久有效的作用。在三伏天行推拿疗法、练功导引巩固治疗效果，能更好地激发正气，使阳气外达，祛除滞留在体内的寒湿顽邪，还能为秋冬季储备阳气，减少愈后复发。此外，在生活中还需要注意保暖，控制体重，适当行走，避免剧烈运动，少负重，少爬楼，少穿高跟鞋，防止膝关节受伤后病情复发。

（八）基础和临床研究

蔡建平教授应用通络治痹方治疗膝骨关节炎，临床疗效满意。"通络治痹汤"作为经典方剂，已被《江苏中医药》收录，并且作为效方经验发表。蔡建平教授认为中药能通过调节相关细胞因子、生物活性分子、蛋白酶表达及血液循环等因素改善关节炎症状，影响软骨细胞代谢，防止或延缓关节软骨退变。蔡建平教授于2009年开始相关基础和临床研究，并主持国家中医药管理局项目中医药科技专项"补益中药对关节软骨损伤修复机制的研究"（项目编号：06–07 JP 21）。实验采用大鼠BMSCs为种子细胞，TGF–β1定向诱导成软骨样细胞，用*IGF-I*基因转染以增强增殖分化能力；软骨细胞种植于再生丝素支架，观察细胞形态和活性及表型；移植细胞支架复合物于大鼠皮下及软骨缺损区进行在体研究，观察软骨修复情况，了解软骨理化性能。在实验的不同阶段加入黄芪、淫羊藿、雪莲花及右归饮，观察细胞的增殖分化能力和软骨表型，运用分子生物学技术从分子和蛋白质水平探索其软骨保护作用的确切作用机制和作用位点，探索其在修复关节软骨损伤过程中的作用机制。运用分子生物学技术探索补益中药在骨髓间充质干细胞的作用位点和作用机制是目前在研究的方向。在联合应用基因工程和组织工程技术构建软骨中，运用补益中药干预为目前国内外先进技术，创新性地观察补益中药对基因组织工程软骨的保护和促进增殖作用，研究补益中药在修复关节软骨损伤过程中的作用机制。课题通过验收鉴定，技术达到国内领先水平，发表相关学术论文19篇，并于2016年获得江苏省中医药科学技术三等奖。

蔡建平教授团队2014年获得无锡市卫生健康委员会资助课题"基于辨证分型理论规范化治疗膝骨关节炎的研究"（项目编号：YGZXM14046），2015年获得无锡市卫生健康委资助项目"基于辨证分型理论应用通络治痹汤加味治疗膝骨关节炎的临床研究"（项目编号：06–07JP21），通过临床试验证实了通络治痹汤对膝骨关节炎患者的治疗效果，以及通过实验研究显示通络治痹汤能够抑制炎症反应，延缓软骨退化，促进软骨修复，改善关节生理功能。同时完成论文综述"基于骨–软骨交互作用探析骨关节炎发病机制及治疗策略"，并发表学术论文"Promoting effects on proliferationand chondrogenic differentiation of bone marrow–derived mesenchymal stem cells by four kidney–tonifying traditional chinese herbs""基于辨证分型理论用通络治痹汤加味治疗膝骨关节炎患者的临床疗效及安全性""213例膝骨关节炎患者中医症候规律临床分析""通络治痹汤加味辨证治疗膝骨关节炎的疗效观察"。2022年完成无锡市卫生健康委员会课题"通络治痹方干预自体软骨移植术后骨–软骨交互作用的实验研究"（项目编号：Q201916），在经典Hulth造模的兔膝骨关节炎实验中发现，通络治痹方能够局部逆转兔膝骨关节炎模型软骨的钙化、纤维化等，改善了软骨细胞的异化作用，双香豆素作为通络治痹汤中重要活性成分，能够缓解LPS和ATP联合诱导导致的FLSs纤维化水平升高，且从mRNA和蛋白水平都降低促炎因子IL–1β和IL–18的释放，并在体内对膝骨关节炎的纤维化和炎症也有抑制作用。课题证实了双香豆素可以和 NLRP3 发生相互作用，通过降解 NLRP3 降低 LPS 和 ATP 联合诱导的大鼠滑膜成纤维细胞中纤维化相关标志物和炎症因子的 mRNA 和蛋白水平，双香豆素在体内也可以抑制炎症和纤维化，减轻膝骨关节炎，并发表相关学术论文。

经过前期的文献研究，蔡建平教授认为骨 – 软骨面位于关节软骨的深层和软骨下骨之间，涵盖了潮线、钙化软骨层及软骨下骨板。骨 – 软骨面是一个复杂的功能单元和生物复合体，各组织之间相互影响、相互渗透。在紧密的生物力学和生物化学交互作用下，该单元的组成、结构和功能性质会发生变化。骨与软骨间存在紧密联系，任一组织的改变都会影响周围的其他组织，进而导致疾病的发生。对骨关节炎的研究，多数研究者仅从骨或软骨的单方面损伤考虑。但软骨同软骨下骨的解剖结构联系密切，并在功能上构成了一个协同的整体单元，二者通过细胞间分子信号和级联的信号转导方式产生交互作用，这可能是骨关节炎发生发展的根本病机所在，并完成论文综述"基于骨 – 软骨交互作用探析骨关节炎发病机制及治疗策略"（《中国组织工程研究》）。通过实验研究探讨通络治痹汤治疗关节软骨损伤的机制，探讨骨 – 软骨面之间细胞、分子交互作用，帮助我们更好地理解骨关节炎的发病机制，提高了对导致骨关节炎的组织结构改变的特殊交互作用机制的认识，改善了现存的治疗方法。研究方法和技术的进步，有望解决目前骨关节炎临床用药缺乏针对性、专门性的困境，或者找到标本兼治的疗效更佳、安全性更好的替代药物。

（九）小结

膝骨关节炎是老年患者致残和疼痛的主要原因之一，它不仅影响到人的生理功能，降低生活质量，也严重影响到人的社会功能。随着我国老年人口的增加，膝骨关节炎患病率逐渐增加，医疗负担加重，但是单纯西医治疗方式局限，中药早期全程干预不仅可以减轻患者的痛苦，还能节约国家医疗支出。历代医家经验认为膝痹与肝、脾、肾等脏腑密切相关，病位在肢体、经筋、骨，但总由气血经脉痹阻不通或筋脉不荣所致。蔡建平教授从患者发病特点及临床证候出发，认为瘀是导致膝骨关节炎发生、发展的重要原因，膝骨关节炎病机可概括为因"寒、痰、虚"致瘀。蔡建平教授将化瘀贯穿膝骨关节炎急性发作期、迁延期、慢性反复期的始终，基于"从瘀分期论治"理论拟通络治痹汤加减治疗膝骨关节炎，按照"急则治其标，缓则治其本"的基本原则进行临床遣方用药。急性发作期治疗重点在于改善症状，缓解疼痛；迁延期以延缓病情发展为目的；慢性反复期采用下肢"钟摆"锻炼法练功引导，巩固疗效，愈后防复。总体治疗原则是个体化辨证施治，非药物与药物治疗相结合，综合兼顾外治法和练功导引，治疗方法的选择应综合考虑患者的年龄、临床表现及个人的治疗期望等因素，实施规范化和标准化的治疗方法，为患者量身定制最佳的治疗策略，让患者的临床疗效实现最大化。

第二章 临证验案

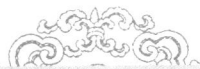

　　"传承精华，守正创新"乃新时代传承发展中医药的指导思想。蔡建平教授临证注重疗效，传承骨伤精髓，师古而不泥古，具有名家风范，又发微创新，学术初成体系，同时医、教、研齐头并进，学生、传人和弟子众多，各有收获。今征得多位蔡建平教授弟子历年整理其部分医案，按病种分类章节，每个医案先详述诊疗过程，后附弟子各自跟诊心得。骨伤病种繁多，难以尽述，挂一漏万，在所难免，读者当融会贯通，闻一以知十。

第一节 蔡建平传承刘氏骨伤疗法医案

一、外伤性疾病

（一）肩部病证

验案 1 王某，女，42 岁。

[**初诊**] 2022 年 7 月 11 日。

[**主诉**] 摔伤致右肩部肿痛受限 1 天。

[**现病史**] 患者 1 天前不慎摔伤，右肩部触地，瞬间右肩疼痛肿胀，经居家休息，病情未缓，遂至我院就诊。

[**体格检查**] 右侧锁骨中外 1/3 处压痛明显，可触及骨擦感，肩关节活动障碍。外周血运尚可，皮肤感觉正常。舌暗红，苔黄，脉数。

[**影像检查**] X 线片：右锁骨远端骨折，骨折断端稍移位（图 3-1-1）。

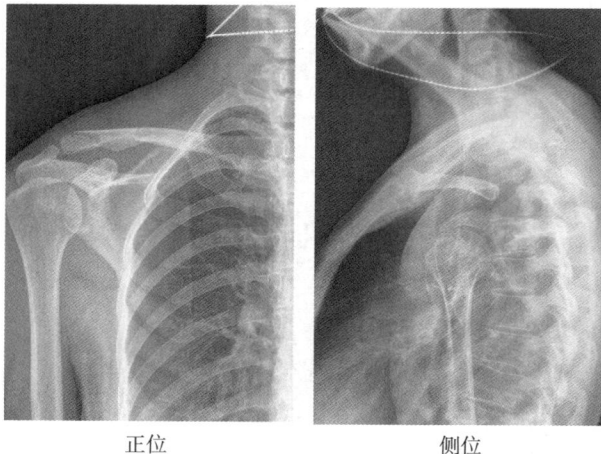

正位 　　　　　　　　　侧位

图 3-1-1　初诊时 X 线片

[**中医诊断**] 锁骨骨折（血瘀气滞证）。

[**西医诊断**] 右锁骨远端骨折。

[**治则**] 接骨续筋，消肿止痛。

[**治法**] 手法整复配合"8"字绑带外固定。

（1）"8"字绑带固定方法：①患者取坐位或站立位，双臂自然下垂。②选择合适长度的绷带，从患者背后开始，绕过患侧肩部，在锁骨骨折处上方形成交叉。

③将绷带绕过前胸，再在锁骨下方形成交叉，形成"8"字形状。④调整绷带松紧度，确保骨折处稳定固定，同时不影响患者呼吸和血液循环。

（2）固定效果评估：患者自觉骨折处疼痛感明显减轻，肩关节活动度有所改善。

[二诊] 2022年10月10日。患者外伤致右肩部肿痛3个月。

[体格检查]右肩部无明显肿胀，右肩外展活动稍受限，皮肤感觉正常，外周血运尚可。

[影像检查] X线片：右锁骨远端骨折线模糊（图3-1-2）。

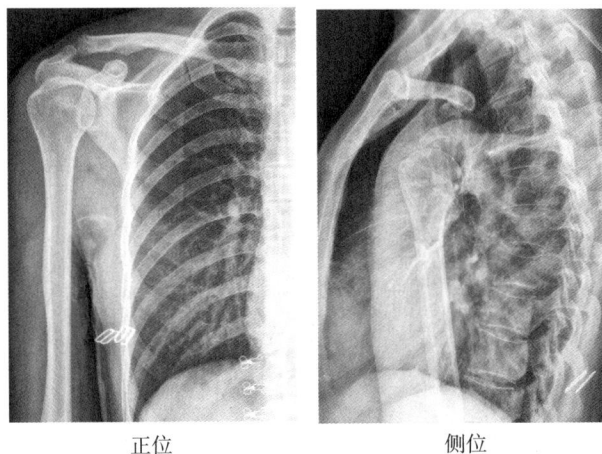

正位　　　　　　　　　　　　侧位

图3-1-2　二诊时X线片

[治法]指导患肢功能锻炼。

[编者按]在治疗过程中，编者特别提醒患者注意以下几点重要事项：①保持固定部位的清洁干燥，避免感染。这是因为在治疗过程中，皮肤和软组织容易受到细菌的侵袭，一旦发生感染，将会延缓愈合，还可能引起更严重的并发症。②避免剧烈运动和过度用力，以免加重骨折，影响愈合。这是因为过度活动可能会导致骨折部位的移位，从而影响治疗效果和恢复时间。③定期复查，及时了解骨折愈合情况。定期复查可以及时发现可能出现的问题，以确保治疗效果。

锁骨处的皮肤肌肉较薄，骨折后易被骨折断端刺破，必须清洁伤口，用消毒纱布遮盖，很快就能愈合。临床上当妥善处理以避免出现不必要的并发症。

对于骨折整复，一般采用扳肩挺胸法。患者坐位，挺胸抬头，双手叉腰，施术者将膝部顶住患者背部正中，双手握住两肩外侧向背部徐徐牵引，使患者挺胸伸肩，将骨折断端的重叠拉开，可用按捺手法将隆凸压平，此时骨折移位即可改善，如仍有侧方移位，可用按捺手法纠正。固定可采用纸质铅丝夹板加压垫"肩腰松紧带"固定。同时用棉垫保护腋窝内神经血管。若患者有手或前臂麻木感，桡动脉搏动不能触及，表明布带包扎过紧，应适当放松至解除症状为止。每周重新固定1次，2~3周后，骨折断端稳定。

通过本例锁骨骨折"8"字绑带固定医案的治疗过程，我们深刻体会到正确的固定方法和精细的护理对于患者康复的重要性。在治疗过程中，我们始终关注患者的感受和需求，及时调整治疗方案，以确保治疗的有效性和安全性。同时，我们也认识到，对于锁骨骨折患者，除了必要的固定治疗外，还应加强患者的健康教育和康复指导，以促进患者全面恢复健康。

验案2 方某，女，67岁。

[初诊] 2023年11月19日。

[主诉] 摔伤致左肩肿痛、活动受限3个小时。

[现病史] 患者3个小时前行走时不慎摔伤，左肩部着地，当即感左肩肿痛、活动受限，至我院门诊就诊。

[体格检查] 左肩部肿胀明显，局部压痛，可扪及骨擦感，左肩关节主、被动活动受限，左手指感觉、血运及活动未见异常。舌淡红，苔薄白，脉弦数。

[影像检查] 2023年11月19日。X线检查示：左肱骨近端骨折，内收型，颈干角变小，肱骨头内翻，大结节上移（图3-1-3）。

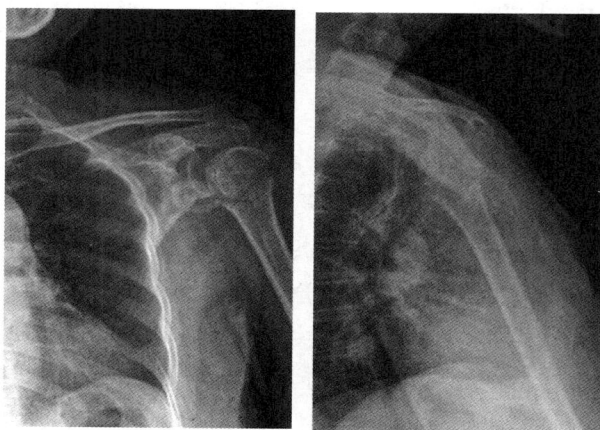

正位　　　　　　　　　　侧位

图3-1-3　初诊时X线片

[中医诊断] 肱骨骨折（血瘀气滞证）。

[西医诊断] 左肱骨近端骨折。

[治则] 接骨续筋，消肿止痛。

［**治法**］骨折手法复位联合贴敷和塑形夹板外固定。

（1）夹板塑形：备超肩关节夹板 1 块，与上臂等长直形夹板 3~4 块，夹板近端修剪出 1 个弧度缺口（沿肩部），根据病情选用内侧夹板并自制蘑菇头，根据患肢局部表现完善塑形夹板备用。

（2）手法复位骨折：患者仰卧于牵引整复床，牵引对抗杆置于患者患侧腋下，助手双手紧握患侧腕部逐步施力牵引，施术者根据骨折移位方向操作，本案患者骨折为内收型，应在牵引的同时缓慢外展肩关节。施术者完成操作后，助手逐步放松牵引，使复位后的远近端相合，完成复位。

（3）绷带包扎方法：固定时用 4 块夹板。短夹板 1 块，由腋窝下达肱骨内髁上方，夹板一端用棉纸包裹，呈蘑菇头状；外侧取"『"形夹板 1 块，前后塑形夹板各 1 块，长度均超肩关节。固定时，在助手维持牵引下，施术者捏住骨折部位保持复位后位置，并将 3~4 个棉垫放于骨折周围，按照前、后、内、外次序安放夹板并用绷带包扎固定。本案患者为内收型骨折，内侧夹板蘑菇头应放在肱骨内髁并在外侧夹板相当于角顶位置放置平垫（图 3-1-4）。绷带包扎固定后患肢用三角巾悬吊，复查 X 线（图 3-1-5）。应注意观察患肢血运和手指感觉、活动情况，及时调整夹板松紧度，尽早活动患肢肘、腕、掌指关节。

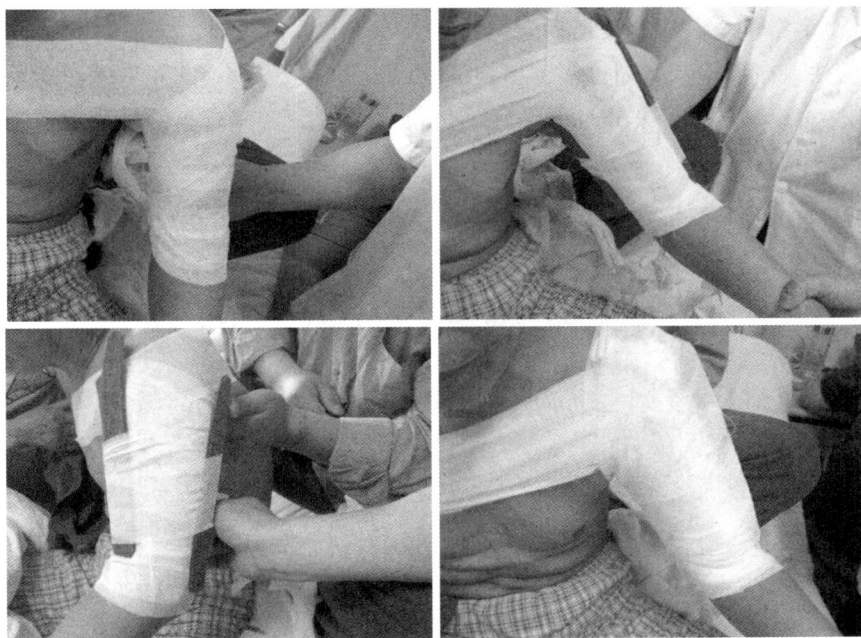

图 3-1-4　肱骨近端骨折夹板外固定

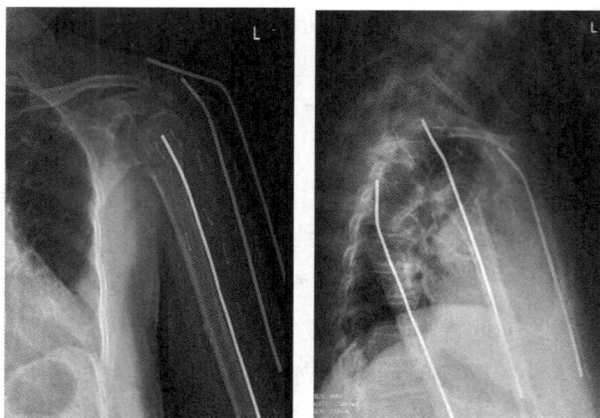

正位   侧位

图 3-1-5　肱骨近端骨折治疗后 X 线片

（4）内服处方：桃仁、熟地黄、红花、丹参、补骨脂、骨碎补、川芎、当归、桑枝、芍药各 10g，三七粉（冲）2g，加水煎煮后取药液 400ml，早、晚各服用 200ml，连服 1 周。

[**二诊**] 2023 年 12 月 5 日。

[**体格检查**] 左肩部及左上肢肿胀较前有所缓解，局部皮下瘀紫，左肩外观无畸形，左手指感觉、血运及活动未见异常。舌淡红，苔薄白，脉弦。

[**治法**] 在维持牵引复位下，更换消肿膏，继续夹板外固定，三角巾悬吊，绑带包扎注意事项同前。复查肩关节正、侧位 X 线片，明确骨折对位情况（图 3-1-6）。继续做肘、腕、掌指关节功能锻炼。

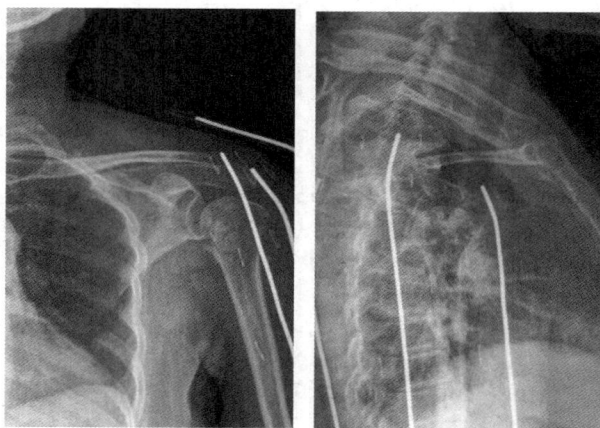

正位   侧位

图 3-1-6　二诊时肩关节 X 线片

[三诊] 2024 年 1 月 2 日。

[**体格检查**] 左肩部及左上肢肿胀明显缓解，局部皮下瘀紫，肩关节外观无畸形，主、被动活动时肩关节无明显疼痛，左手指感觉、血运及活动未见异常。舌淡红，苔薄白，脉弦。

[**治法**] 拆除夹板外固定后复查肩关节 X 线片（图 3-1-7）。继续做肘、腕、掌指关节功能锻炼，逐步进行肩部摆动、前屈、后伸及上举功能康复训练。

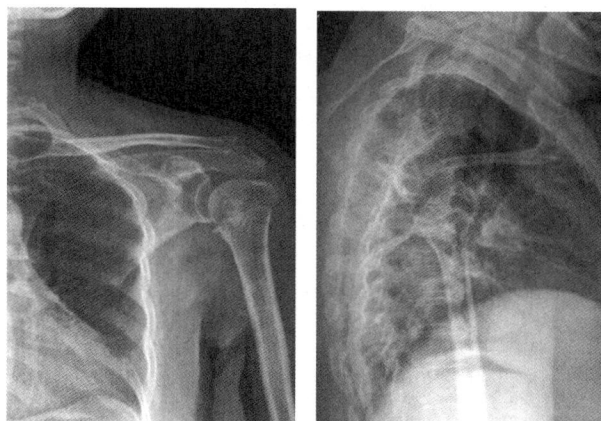

正位　　　　　　　　　　　侧位

图 3-1-7　三诊时肩关节 X 线片

验案 3　蔡某，女，62 岁。

[**初诊**] 2016 年 12 月 26 日。

[**主诉**] 摔伤致右肩肿痛、活动受限 1 个小时。

[**现病史**] 患者 1 个小时前行走时不慎摔伤，右肩部着地，当即感右肩肿痛、活动受限，至我院门诊就诊。

[**体格检查**] 右肩部肿胀明显，局部压痛，可扪及骨擦感，右肩关节主、被动活动受限，右手指感觉、血运及活动未见异常。舌淡红，苔薄白，脉弦数。

[**影像检查**] 2016 年 12 月 26 日。X 线检查示：右肱骨近端骨折，外展型，颈干角变大，肱骨头外翻，大结节处骨折（图 3-1-8）。

[**中医诊断**] 肱骨骨折（血瘀气滞证）。

[**西医诊断**] 右肱骨近端骨折。

[**治则**] 接骨续筋，消肿止痛。

[**治法**] 骨折手法复位联合贴敷和塑形夹板外固定。

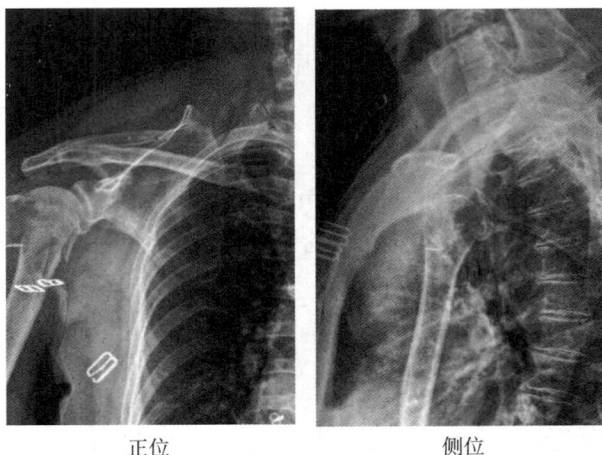

正位　　　　　　　　　　　　　　　　　侧位

图 3-1-8　初诊时 X 线片

（1）夹板塑形：备超肩关节夹板 1 块，与上臂等长直形夹板 3~4 块，夹板近端修剪出 1 个弧度缺口（沿肩部），根据病情选用内侧夹板并自制蘑菇头，根据患肢局部情况完善塑形夹板备用。

（2）手法复位骨折：患者仰卧于牵引整复床，牵引对抗杆置于患侧腋下，助手双手紧握患侧腕部逐步施力牵引，施术者根据骨折移位方向操作，本案患者骨折为外展嵌插型，应在牵引的同时缓慢内收肩关节。施术者完成操作后，助手逐步放松牵引，使复位后的远近端相合，完成复位。

（3）绷带包扎方法：固定时用 4 块夹板。短夹板 1 块，由腋窝下达肱骨内髁上方，夹板一端用棉纸包裹，呈蘑菇头状；外侧取"『"形夹板 1 块，前后塑形夹板各 1 块，长度均超肩关节。固定时，在助手维持牵引下，施术者捏住骨折部位保持复位后位置，并将 3~4 个棉垫放于骨折周围，按照前、后、内、外次序安放夹板并用绷带包扎固定。本案患者为外展型骨折，内侧夹板蘑菇头应顶住腋窝。绷带包扎固定后患肢用三角巾悬吊，复查 X 线（图 3-1-9）。应注意观察患肢血运和手指感觉、活动情况，及时调整夹板松紧度，尽早活动患肢肘、腕、掌指关节。

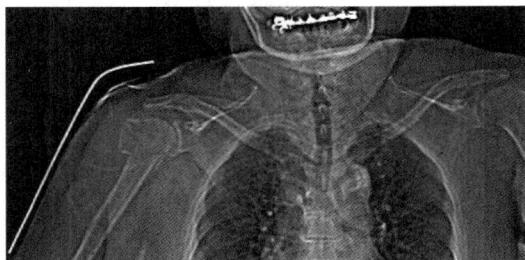

图 3-1-9　右肱骨近端骨折治疗后 X 线片

［二诊］2017年1月10日。

［体格检查］右肩部及右上肢肿胀有所缓解，局部皮下瘀紫，右肩外观无畸形，右手指感觉、血运及活动未见异常。舌淡红，苔薄白，脉弦。

［治法］在维持牵引复位下，更换消肿膏，继续夹板外固定，三角巾悬吊，绑带包扎注意事项同前。复查肩关节正、侧位X线片，明确骨折对位情况（图3-1-10）。继续做肘、腕、掌指关节功能锻炼。

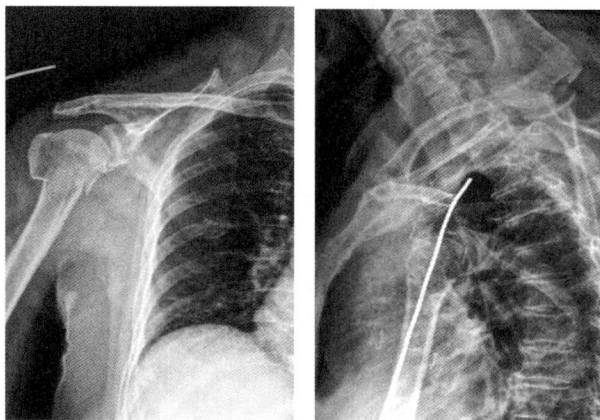

正位   侧位

图3-1-10 二诊时肩关节X线片

［三诊］2017年2月21日。

［体格检查］右肩部及右上肢肿胀明显缓解，局部皮下瘀紫，右肩关节外观无畸形，主、被动活动时肩关节无明显疼痛，右手指感觉、血运及活动未见异常。舌淡红，苔薄白，脉弦。

［治法］

（1）复查肩关节X线片可见骨折愈合（图3-1-11），拆除夹板外固定。继续做肘、腕、掌指关节功能锻炼，逐步进行肩部摆动、前屈、后伸及上举功能康复训练。

（2）内服处方：桃仁、熟地黄、红花、丹参、补骨脂、骨碎补、川芎、当归、桑枝、芍药各10g，三七粉（冲）2g，加水煎煮后取药液400ml，早、晚各服用200ml，连服1周。

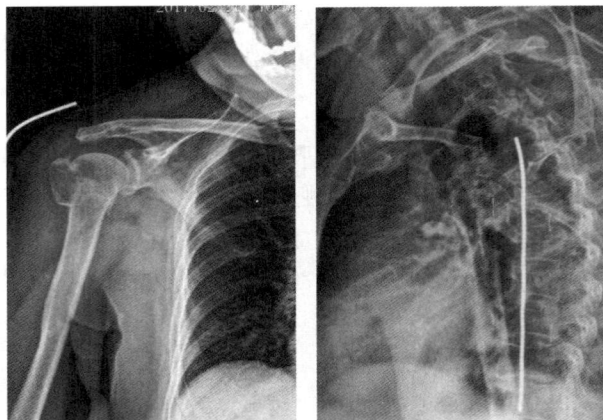

正位　　　　　　　　　　　　　　侧位

图 3-1-11　三诊时肩关节 X 线片

[编者按]

（1）诊断明确：肱骨近端骨折是常见的肩部损伤，通常由跌倒、撞击或运动损伤引起，本病多发于老年骨质疏松者。肱骨近端骨折临床表现为肩关节肿痛，肩关节主、被动活动受限。若肱骨近端骨折伴肩关节脱位时，应注意观察是否有血管、神经损伤的有关症状及体征。一般普通的 X 线片即可明确诊断。本病主要需与锁骨骨折、肱骨干骨折、肩关节脱位及骨折伴脱位相鉴别。

（2）肱骨近端骨折的分型：根据肱骨头与肱骨干的相对位置来分，肱骨近端骨折可分内收型、外展型。

（3）肱骨近端骨折的特色复位手法：蔡建平教授特色肱骨近端骨折复位法，以牵引为先，纠正压缩、短缩移位，并通过软组织的铰链作用实现初步的骨折复位，施术者根据骨折移位方向操作。如骨折移位为内收型，在牵引的同时缓慢外展肩关节；如为外展型，在牵引的同时缓慢内收肩关节；如为侧方移位，在牵引的同时施术者双手鱼际反移位方向推挤复位；如为成角移位，在牵引的同时施术者一手掌根部置于成角尖部、一手掌置于成角底部，相对推挤复位。施术者完成操作后，助手逐步放松牵引，使复位后的远近端相合，完成复位。强调复位前仔细阅片，详细了解骨折类型及移位方向，复位手法、施力方向符合"辨证应用"和"随机应变"的要求。

（4）肱骨近端骨折的特色固定方法：蔡建平教授在肱骨近端骨折夹板固定方面亦有其心得方法。固定时，在助手维持牵引下，施术者捏住骨折部位保持复位后位置，按照前、后、内、外次序安放夹板并用绷带包扎固定。对于内收型骨折，内侧夹板蘑菇头应放在肱骨内髁；对于外展型骨折，内侧夹板蘑菇头应顶住腋窝；

向前成角畸形者，在前侧夹板相当于角顶位置放置平垫；向后成角畸形者，在外侧夹板相当于角顶位置放置平垫，最后放置外侧"『"形夹板完成固定。绑带包扎时均需包扎到对侧腋下，固定可靠，不易失效，对于外展型肱骨近端骨折患者可限制患肩外展。复位手法与固定方法相互配合，实现肱骨近端骨折治疗的标准化、规范化，以达到最佳的治疗效果。

（5）本院特色肩部外固定夹板：我院设计的肩部外侧"『"形夹板，具有良好的解剖外形及塑形能力，配合压垫使用不但能进一步纠正移位，保持复位效果，而且固定服帖、可靠，操作便捷，质轻，透气性好，临床应用疗效满意，固定效果及患者体验感优于石膏固定。

验案 4 唐某，女，68 岁。

[**初诊**] 2024 年 2 月 6 日。

[**主诉**] 摔伤致左肩肿痛、活动受限 2 个小时。

[**现病史**] 患者入院 2 个小时前行走时不慎滑倒，左手撑地，摔伤致左肩部疼痛，左肩外展活动后疼痛剧烈。无昏迷、无头痛、无头晕、无恶心呕吐、无胸腹部疼痛。

[**体格检查**] 左肩局部瘀肿变形，刺痛，拒按，左肩活动障碍。舌暗红，脉弦涩。

[**影像检查**] 2024 年 2 月 6 日。CT 检查示：左侧肱骨近端骨折，大结节骨折、移位，肩关节半脱位（图 3-1-12）。

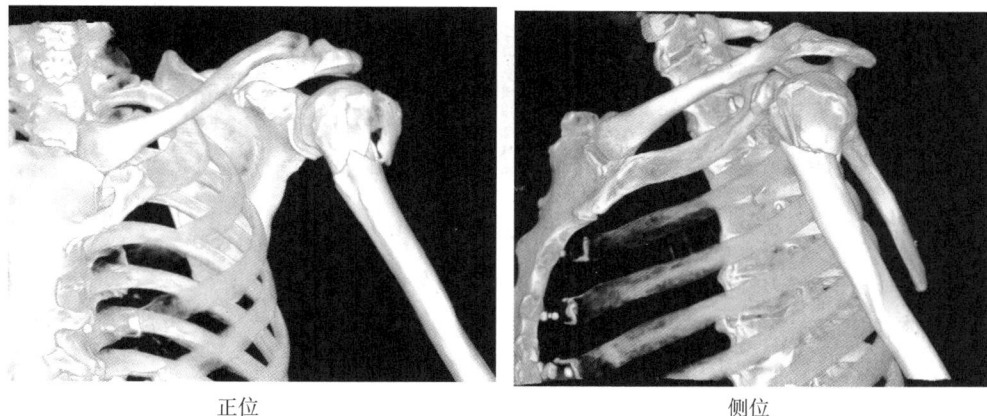

正位　　　　　　　　　　　　　　侧位

图 3-1-12　初诊时 CT 检查

[**中医诊断**] 肱骨骨折（血瘀气滞证）。

[**西医诊断**] 左肱骨近端骨折。

[**治则**] 接骨续筋，消肿止痛。

［治法］骨折手法复位联合"消肿膏"贴敷和纸质铅丝夹板外固定。

（1）整复手法：患者取坐位或平卧于"骨折整复床"，患肢外展，挡杆顶于患侧腋下，肘关节屈曲90°，前臂中立位。一助手握住患肢肘部，先顺畸形拔伸牵引1~2分钟，待重叠移位完全纠正后，施术者双手握住骨折部，两拇指按于骨折近端外侧，其余手指抱骨折远端内侧向外捺正，同时助手在牵引下内收其上臂完成复位。

（2）固定手法：用"消肿膏"在骨折处贴敷后，选择纸质铅丝夹板4块。其中短夹板1块，由腋窝下达肱骨内髁上方，夹板一端以棉纸包裹，呈蘑菇头状，内侧夹板蘑菇头应顶住腋窝。外侧取"『"形夹板1块，前后塑形夹板各1块，长度均超肩关节。固定时，在助手维持牵引下，施术者捏住骨折部位保持复位后位置，并将3~4个棉垫放于骨折周围，按照前、后、内、外次序安放夹板并用绷带包扎固定。绷带包扎到对侧腋下，以限制患肩外展。

（3）调理及注意事项：①X线片复查，提示骨折对位、对线良好（图3-1-13）。②指导患者做手指屈伸练习、握拳及腕部伸屈活动。③交代患者注意患肢肿胀、疼痛变化以及手指感觉，防止血运异常。嘱咐患者2周后复诊。

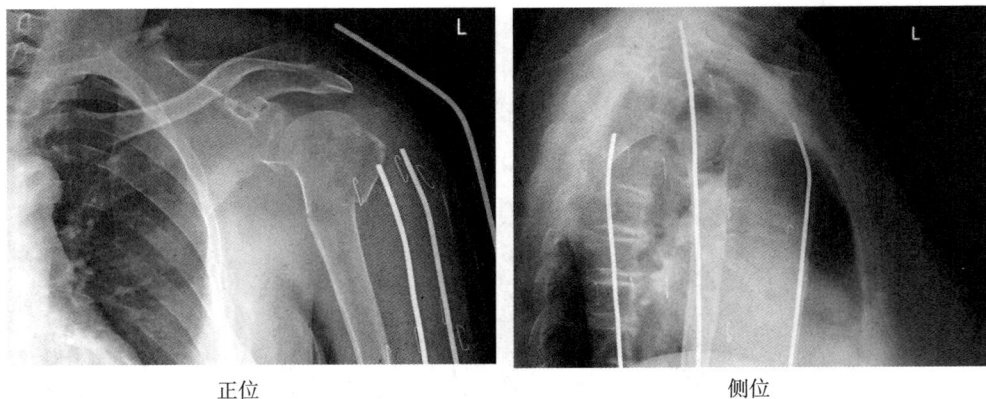

正位　　　　　　　　　　　　　　　　　侧位

图3-1-13　左肱骨近端骨折整复后X线片

［二诊］2024年2月20日。患者左肩胀痛较前减轻。

［体格检查］左肩及左上臂肿痛明显减轻，局部轻压痛，左肩夹板固定在位，左肩外展活动不利，皮色紫暗，舌暗红，脉涩。

［影像检查］X线片：左侧肱骨近端骨折，大结节对位情况尚可，左肩关节半脱位（图3-1-14）。

［治法］患者坐位，保持昂首挺胸姿势，左肘屈曲90°，右手扶持。医者拆除夹板，更换消肿膏，重新包扎夹板。嘱患者锻炼肘部、手指功能。

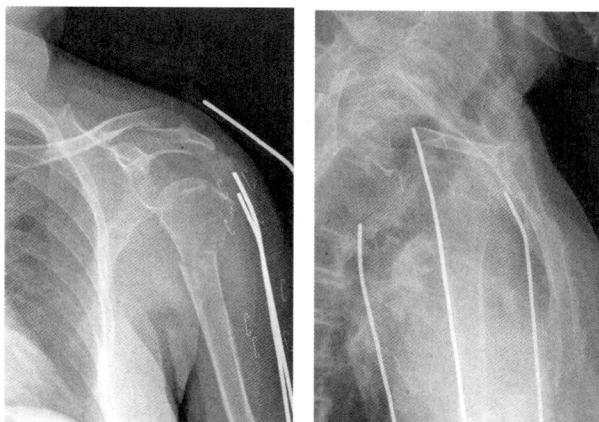

正位　　　　　　　　　　　　　　　侧位

图 3-1-14　二诊时左肩 X 线片

［三诊］2024 年 3 月 5 日。

［体格检查］左肩及左上臂肿痛，骨折端压痛，左肩外展活动不利。舌淡红，脉涩。

［影像检查］X 线片：左侧肱骨近端骨折，大结节对位情况可，左肩关节半脱位（图 3-1-15）。

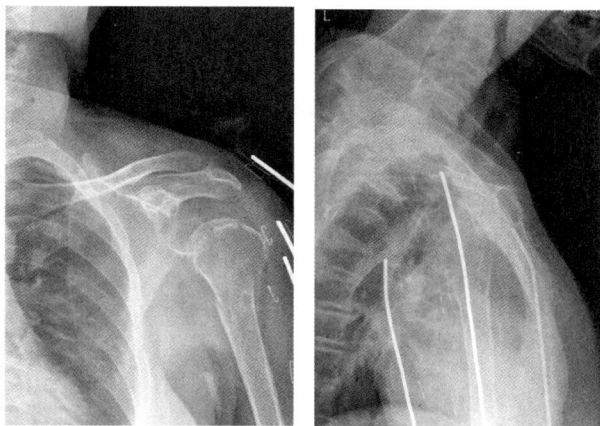

正位　　　　　　　　　　　　　　　侧位

图 3-1-15　三诊时左肩 X 线片

［治法］患者坐位，保持昂首挺胸姿势，左肘屈曲 90°，右手扶持。医者拆除夹板，更换消肿膏，重新包扎夹板。指导患者手指抓握锻炼及屈伸锻炼，指导肘部屈伸及前臂旋转功能练习，指导提肩活动。

［四诊］2024 年 3 月 19 日。患者左肩胀痛基本缓解。

［体格检查］左肩及左上臂骨折端压痛，左肩外展活动不利。舌淡红，脉涩。

［**影像检查**］X 线片：左侧肱骨近端骨折，大结节对位情况可，左肩关节半脱位（图 3-1-16）。

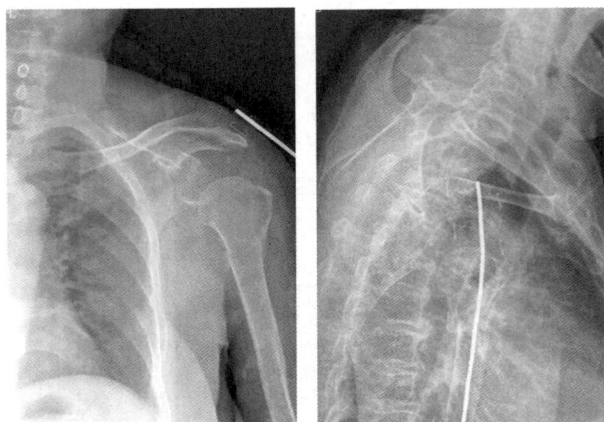

正位　　　　　　　　　　　　　　　　侧位

图 3-1-16　四诊时左肩 X 线片

［**治法**］拆除夹板。指导患者腕、肘关节伸屈及前臂旋转活动，逐步练习肩部前屈、后伸、外展、内收、内旋、外旋及上举动作，指导患者逐渐进行摸颈梳头、弯腰画圈、手指爬墙、后伸摸背等动作。

3 个月后随访，复查 X 线片提示骨折基本愈合。左肩关节在位（图 3-1-17）。肩关节功能恢复良好。患者自觉疼痛症状完全消失，上肢活动完全正常。

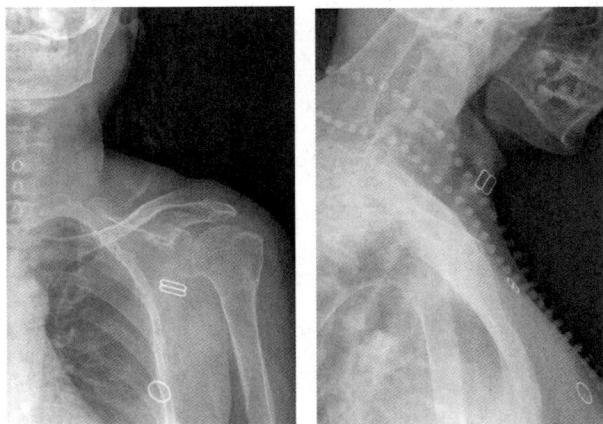

正位　　　　　　　　　　　　　　　　侧位

图 3-1-17　3 个月后复查 X 线片

［**编者按**］本案患者因外伤致左肩受伤，结合 X 线检查，提示左肱骨近端骨折，骨折断端错位。四诊合参，诊断为左侧肱骨近端骨折（外展型）。首诊予手法

整复加纸质铅丝夹板外固定，复查 X 线提示骨折对位，大结节高度基本复位，肩关节半脱位。二诊、三诊时复查 X 线提示骨折基本稳定。蔡建平教授认为，在开始治疗之前，需要准确判断骨折的类型、移位程度以及周围软组织的情况。这些信息将为后续的治疗提供重要的参考依据。X 线摄片提示肩关节半脱位，这是肱骨头垂直距离的向下移位，可称为"垂落肩"。蔡建平教授认为这主要是肩关节支持结构（包括肌肉、韧带、关节囊）的松弛，也可能是三角肌肌肉及肩袖的紧张性丧失而失去悬吊作用。这种紧张性的丧失多因外伤、手术后疼痛刺激、肌肉疲劳等。肱骨近端骨折后肩关节向下半脱位的发生率为 10% ~20%。治疗外伤后引起的肩关节暂时性向下半脱位不能盲目试图通过手术切开复位、关节囊紧缩术达到复位目的。在排除肩部周围神经损伤后，只需将患肢贴胸悬吊固定，即可逐渐恢复。

近年来随着外科技术和器械的发展，手术治疗肱骨近端骨折的比例（以内固定和关节置换为主）有增长趋势。蔡建平教授发现对于轻微移位或累及外科颈的 NeerⅠ型、NeerⅡ型骨折，手术治疗与保守治疗最终的功能恢复没有显著差异，但是明显移位以及 NeerⅢ型以上的骨折，采用保守治疗的结局通常不够满意，一般建议手术治疗。对于严重移位的不稳定骨折，手术效果往往并不理想。蔡建平教授认为在受伤后几天内，可以开始等长"钟摆"运动或被动运动肩关节活动，即"甩肩疗法"。骨折复位固定后维持 4~6 周直至骨折断端明显愈合，去除悬吊带后进一步强化锻炼。保守治疗后肩关节功能恢复与手术治疗相差不大，但可避免手术之苦。

验案 5 许某，女，31 岁。

[**初诊**] 2024 年 1 月 3 日。

[**主诉**] 摔伤致右肩肿痛畸形半小时。

[**现病史**] 患者半小时前下楼梯时不慎摔倒，右上臂撑地，致右肩部疼痛、畸形，不能用力。伤后无头晕，无呕吐。

[**体格检查**] 右肩肿胀、压痛，右肩方肩畸形，右肩关节弹性固定，关节盂空虚，腋窝下方可触及脱出的肱骨头，肩关节压痛（＋）。手指感觉、血运未见异常。舌淡红，苔薄白，脉弦数。

[**影像检查**] 2024 年 1 月 3 日。X 线：右侧肱骨头完全脱出于关节盂下方，肱骨头朝下。右肱骨大结节可见骨折块（图 3-1-18）。

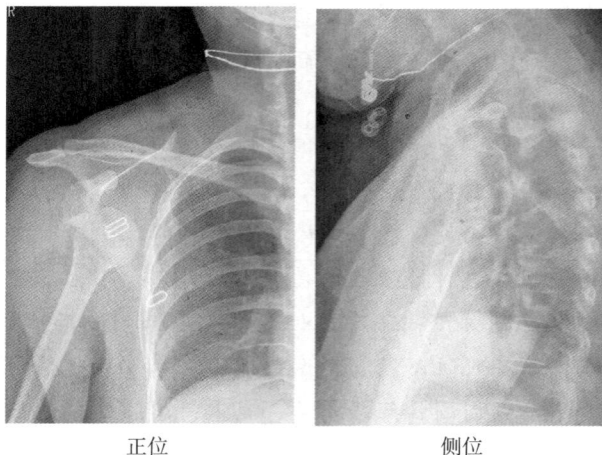

正位　　　　　　　　　　　　　　　　　侧位

图 3-1-18　初诊时 X 线片

[**中医诊断**] 肩关节脱位（血瘀气滞证）。

[**西医诊断**] 右肩关节脱位伴肱骨大结节骨折。

[**治则**] 接骨续筋，消肿止痛。

[**治法**] 骨折手法复位联合"消肿膏"贴敷。

（1）手法复位脱位：患者平卧于"骨折整复床"，患肢外展 80°~90°，挡杆顶于患侧腋下，上臂呈外展外旋位。施术者沿上臂纵轴方向牵引患肢，徐徐拔伸。一助手自腋窝下关节盂方向推挤肱骨头，施术者一边牵引一边内收上臂。复位成功时有明显可听到或手部感到润滑钝性的"咯嗒"复位音。随后患者肩关节被动活动正常，关节盂饱满，方肩畸形消失，杜加斯征（-），完成复位。

（2）固定方法：右肩部用三角巾悬吊制动 3 周。

[**注意事项**] ①指导患者肘、腕关节伸屈活动，改善血液流通，减轻肿胀。②注意肿胀、疼痛变化，以及手指感觉变化，防止血运异常。嘱患者 1 周后复诊。

[**二诊**] 2024 年 4 月 12 日。右肩胀痛较前减轻。

[**体格检查**] 右肩肿胀不明显，肘、腕关节屈伸活动尚可，血运、感觉正常。

[**影像检查**] 2024 年 4 月 12 日。X 线片：右肩关节在位，右肱骨大结节对位良好（图 3-1-19）。

[**治法**] 患处更换消肿膏。锻炼肩部、肘部、手指功能。

3 个月后随访，患者右肩活动自如。日常生活、劳作等无影响，无明显疼痛症状。

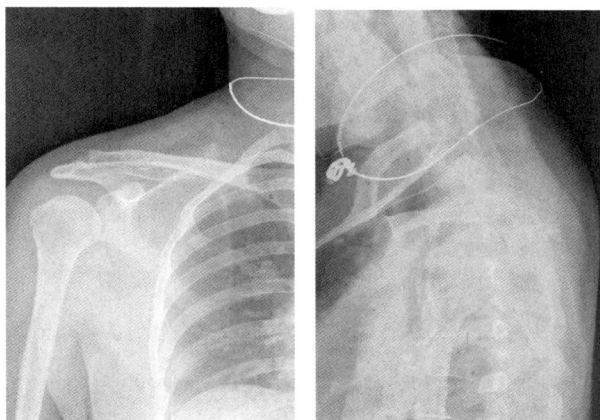

正位　　　　　　　　　　　侧位

图 3-1-19　二诊时复查 X 线片

[**编者按**] 本案患者因外伤导致右肩受伤，查体见右肩方肩畸形，右肩关节弹性固定，关节盂空虚，腋窝下方可触及脱出的肱骨头。结合 X 线检查可知右侧肱骨头完全脱出于关节盂下方，肱骨头朝下。四诊合参，诊断为右肩关节脱位伴肱骨大结节骨折。肩关节脱位是人体最常见的脱位之一。肩关节前方有盂肱韧带，上方有喙肱韧带，下方无韧带，下方是最薄弱的部位，肱骨头容易由此脱出，故肩关节前脱位较为常见。手法复位是最常使用的早期治疗手段，主要以拔伸托入法、椅背复位法、手牵足蹬法为主。蔡建平教授让患者平卧于"骨折整复床"，结合自身临床经验，采用改良拔伸托入法进行肩关节前脱位复位。该方法较传统拔伸托入法更为方便、简单。患者在复位时采取较为舒服的仰卧位，可以减轻患者疼痛，消除患者的紧张情绪，同时具有极高的复位成功率。蔡建平教授认为在复位肩关节过程中，手法要刚柔结合，切忌暴力。助手在上肢行外展、外旋和拔伸时，要顺势为之，徐徐拔伸，顶住肱骨头时，不能放松，与施术者的拔伸同步。

蔡建平教授认为对于肱骨大结节骨折合并肩关节脱位者，先处理肩关节脱位，待肩关节复位成功，大结节多可自行复位。保守治疗需悬吊 3 周，3 周后开始功能锻炼，防止肩关节的凝结。肩袖损伤在肩关节脱位时也常发生，只是程度不同而已。建议肩关节脱位患者 1 个月后做 MRI 检查，若肩袖损伤严重则需手术处理，若肩袖损伤程度轻则尽早开始功能锻炼。

肩关节脱位常伴有肱骨近端隐匿性骨折，常易漏诊。肩关节复位也易致肱骨近端隐匿性骨折错位，后果严重。整复前需认真评估，完善和阅读分析影像资料，若存在骨折可在麻醉下复位，复位手法准确、轻柔。若肩关节复位后肱骨近端骨折移位，当及时手术有效固定，防止发生严重后果。

验案 6 何某，女，79 岁。

［初诊］2020 年 9 月 26 日。

［主诉］摔伤致右肩部肿痛、活动受限 1 个小时。

［现病史］患者入院前 1 个小时不慎摔伤致右肩部肿痛、活动受限，无头晕，无呕吐。

［体格检查］右肩部方肩畸形，Dugas 征阳性，右肩活动受限，末梢血运尚可，皮肤感觉正常。舌红，苔薄白，脉弦。

［影像检查］X 线片：右肩关节脱位，右肩退变（图 3-1-20）。

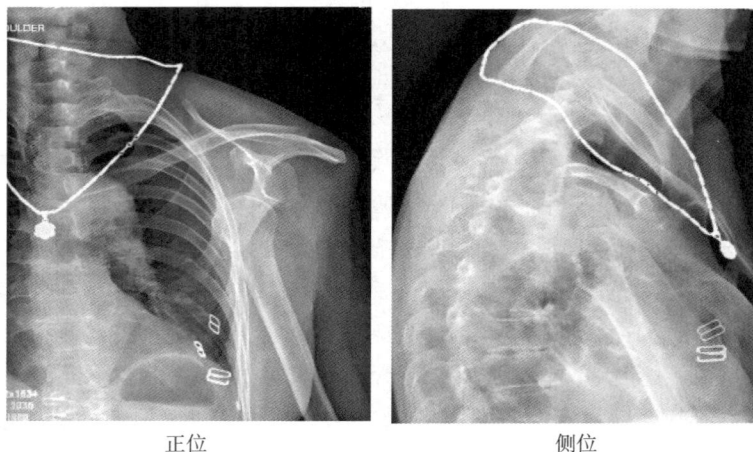

正位　　　　　　　　　　　　　　　侧位

图 3-1-20　初诊时 X 线片

［**中医诊断**］肩关节脱位（血瘀气滞证）。

［**西医诊断**］右肩关节脱位。

［**治则**］复位关节，消肿止痛。

［**治法**］拔伸牵引复位联合患肢贴胸位固定。

（1）手法复位：采用足蹬法（牵引 - 对抗牵引 - 外旋 - 内收）进行手法复位，复位过程中注意保护关节囊及周围软组织。

（2）固定与制动：复位成功后，使用三角巾悬吊患肢于胸前，保持轻度外展位，以减少关节活动，促进关节囊及周围软组织修复。

［**二诊**］2020 年 10 月 26 日。患者右肩关节脱位复位后 1 个月。

［**体格检查**］右肩部无方肩畸形，且无明显压痛，右肩外展稍受限。

［**治法**］指导患者锻炼右肩关节功能。

［**编者按**］在进行关节脱位的整复操作之前，必须对患者受伤时的具体姿势和所遭受的外力方向进行详细了解。通过手摸心会，同时结合 X 线片，判断关节脱

出的具体方向，这样可以做到对整复过程有一个清晰的预判。在逆损伤机制对抗肌肉和韧带的张力时，需要运用拔伸、挤捺和旋屈等手法，以实现关节的复位。在复位操作前，向患者清晰地解释整个操作过程，让患者充分理解并做好心理准备。同时，对局部肌肉进行按摩，以缓解其紧张和痉挛状态，按照正确方向、操作轻柔、固定稳固、牵引充分的原则进行操作，以确保复位过程的顺利进行。

对于某些急性关节脱位患者，即使采用手法复位，也可能面临失败的风险。这通常是因为脱位的部位被韧带、关节囊部分或全部嵌入，导致无法顺利复位。面对这种情况，不可采取急躁和粗暴的态度进行复位，而应耐心地多次尝试，直至成功。整复之后，配合使用具有活血化瘀、舒筋通络效果的药物进行治疗，并尽早开始适宜的功能锻炼，这是获得满意治疗效果的关键。

在实施复位时，为了减轻疼痛并放松痉挛的肌肉，应采取逐步加力、持续拔伸的策略，避免使用暴力进行挤捺或旋屈，以免造成软组织的损伤或骨折。可以使用局部浸润麻醉、臂丛神经阻滞麻醉、静脉麻醉、全身麻醉等方法，在必要时，还可以配合使用肌肉松弛剂。但对于那些在脱位后1小时内就诊的患者，或体质虚弱、肌肉力量不足的患者，可以不使用麻醉，只给予止痛和镇静药物，等待半小时后，待患者肌肉放松后再进行复位操作。

对于未能及时复位的关节脱位患者，可能会导致关节囊内外出现血肿并机化，关节囊可能破裂，并与周围的软组织形成瘢痕和粘连，同时脱位关节周围的肌肉和韧带也会出现不同程度的挛缩。在这种情况下，手法复位往往难以成功，手术复位可能是必要的选择。对于陈旧性的关节脱位，手法复位仅适用于年轻人或壮年患者，且脱位时间应在1个月以内，关节还保持一定活动范围的患者。对于那些脱位时间较长、关节活动范围小甚至不能活动、关节周围软组织有明显钙化或骨化性肌炎、脱位合并骨折且有大量骨痂、脱位合并神经损伤、骨质普遍疏松及年老体弱的患者，都不宜使用手法复位。

对于习惯性脱位患者，如果手法复位不能纠正由创伤引起的病理变化，并且脱位明显影响了患者的工作和生活，那么手术治疗可能是唯一的选择。在本案例中，患者经过手法复位、固定制动、药物治疗以及物理治疗等综合治疗措施，最终取得了良好的治疗效果。在治疗过程中，保护关节囊及周围软组织，避免再次损伤是非常重要的。同时，加强患者教育，指导其进行正确的康复锻炼，以促进关节功能的恢复，防止再次脱位。

肩关节脱位是骨科急诊中常见的病种，大多数患者可以通过"手牵足蹬法"顺利复位。然而，一些医师因为在处理肩关节脱位的手法复位中积累了一定的经验，常常过于自信，在没有仔细阅读影像资料的情况下，就盲目进行徒手复位。

如果单人复位失败，就寻求多人帮助进行暴力复位，这种做法常常导致医源性损伤，甚至引发医疗纠纷。多人复位容易用力不均，导致应力点错位，可能会复位失败，还可能造成应力点骨折，特别是肱骨外科颈处。因此，肩关节脱位导致的整复性骨折，常常是肱骨外科颈骨折。

刘氏骨伤经验表明，对于青壮年或体力劳动者，由于其上肢肌肉发达，在仔细阅读影像资料的情况下，单人无法复位时，可以借助多人进行复位，但复位过程中必须循序渐进，避免暴力，特别是对于老年人。当手法复位失败时，切忌使用暴力复位，高质量的 X 线片可以帮助骨科医师避免漏诊和误诊。遇到可疑情况时，必须重新拍片或进行 CT 重建，及时调整治疗方案，通常可以在静脉麻醉下手法复位，效果确切。

肩关节脱位常伴随多种并发症，如肱骨大结节骨折、肱骨小头骨折、肩袖损伤、腋神经损伤、臂丛神经损伤、腋动脉损伤等。其中，肩关节脱位合并肱骨大结节骨折的发生率在 15%~30%。当肱骨大结节移位超过 5mm 时，往往需要考虑手术治疗，以恢复肱骨大结节的正常位置并避免其对肩关节功能的影响。

除了肱骨大结节骨折外，其他并发症的处理同样需要综合考虑患者的具体情况和损伤程度。对于肩袖损伤，如果损伤较轻，可以通过保守治疗如休息、理疗等恢复；如果肩袖损伤较重，则需要进行手术治疗。对于关节囊破裂，一般需要进行手术修复，以确保关节囊的完整性和稳定性。

在肩关节脱位的治疗过程中，除了治疗并发症，还需要注意以下几点：首先，要确保患者的疼痛和肿胀得到及时缓解；其次，要进行适当的功能锻炼和康复训练，以促进肩关节功能的恢复；最后，要定期进行复查，以评估治疗效果和及时发现并处理并发症。

总之，肩关节脱位是一种常见的骨科急诊情况，需要综合考虑患者的具体情况和损伤程度进行个体化治疗。在治疗过程中，要特别注意并发症的处理和缓解疼痛及功能恢复。同时嘱患者积极进行康复锻炼也是非常重要的。

（二）肘部病证

验案 1 陆某，男，57 岁。

[初诊] 2019 年 4 月 22 日。

[主诉] 外伤致左肘肿痛、畸形，活动受限 2 小时。

[现病史] 患者 2 小时前行走时不慎摔伤，左手撑地，当即感到左肘肿痛、畸形、活动受限，至我院门诊就诊。

[体格检查] 左肘部肿胀、畸形，左肘弹性固定于半屈曲位，左肘后方空虚，

尺骨鹰嘴部向后突出，肘后三角关系消失，左手指感觉、血运及活动未见异常。舌淡红，苔薄，脉弦数。

［**影像检查**］X 线摄片提示左肘关节后脱位（图 3-1-21）。

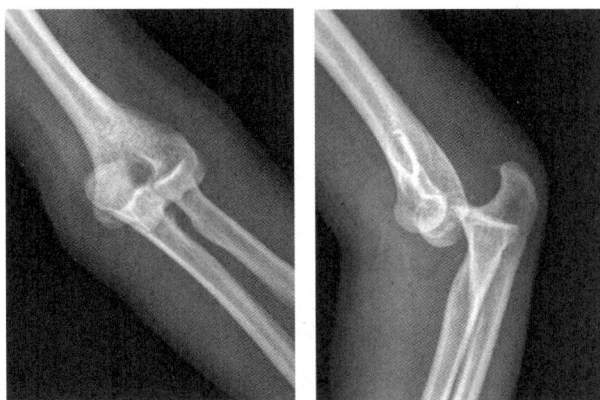

正位　　　　　　　　　　　　　　侧位

图 3-1-21　初诊时 X 线片

［**中医诊断**］肘关节脱位（血瘀气滞证）。

［**西医诊断**］左肘关节脱位。

［**治则**］接骨续筋，消肿止痛。

［**治法**］手法复位联合贴敷和塑形夹板外固定。

（1）夹板塑形：准备肘关节"L"形夹板 1 块，以健侧为模板，塑形成屈曲 90°。

（2）手法复位：患者取站立位，施术者位于患者前方，患肘屈曲于施术者侧胸肋部，施术者手握患肢肘部，缓慢旋转腰部，以施术者胸肋部为轴给患肘施加牵引，在持续加大牵引力量下，当听到或触诊到关节复位弹响感时即完成复位。

（3）绷带包扎方法：完成复位后，缓慢适当屈伸肘关节、旋转前臂检查其稳定性，并检查确认有无尺神经损伤症状。如肘关节极度不稳定则考虑住院进一步检查治疗，如肘关节复位后较稳定，应局部贴敷"消肿膏"，患肢保持在屈肘 90° 位置固定，棉垫置于骨突处，以免形成皮肤压疮。备用"L"形夹板置于肘关节背侧，固定在屈肘 90° 位，绑带包扎使用"8"字包扎法，避免肘内侧血管、神经被绑带压迫，三角巾悬吊置于胸前，密切观察患肢末梢血运（图 3-1-22）。每周更换消肿膏，观察局部肿胀情况及肘关节复位后稳定情况，在保护下适当屈伸肘关节、旋转前臂，避免长时间固定导致关节功能障碍，同时复查肘关节正、侧位 X 线片，确定肘关节在位、稳定。早期开始做肩部摆动和旋转活动及腕、掌指关节活动锻炼，根据损伤情况及肘关节稳定性，复位 2~3 周后拆除夹板外固定，逐步开始肘关节功能康复。

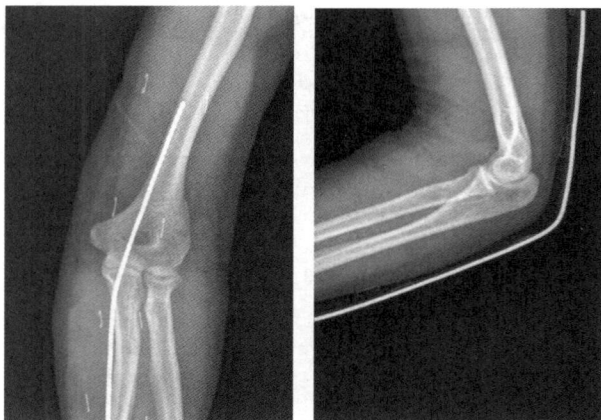

正位   侧位

图 3-1-22　肘关节脱位治疗后 X 线片

（4）内服处方：桃仁、熟地黄、红花、丹参、补骨脂、骨碎补、川芎、当归、桑枝、芍药各 10g，三七粉（冲）2g，加水煎煮后取药液 400ml，早、晚各服用200ml，连服 1 周。

［二诊］2019 年 4 月 29 日。

［体格检查］左肘部肿胀较前有所缓解，局部皮下瘀紫，肘关节外观无畸形，肘后三角关系存在，在保护下屈伸肘关节、旋转前臂无异常，左手指感觉、血运及活动未见异常。舌淡红，苔薄，脉弦。

［治法］更换消肿膏，继续夹板外固定，绑带包扎注意事项同前。复查肘关节正、侧位 X 线片（图 3-1-23），确定肘关节在位、稳定。继续做肩部摆动和旋转活动及腕、掌指关节活动锻炼。

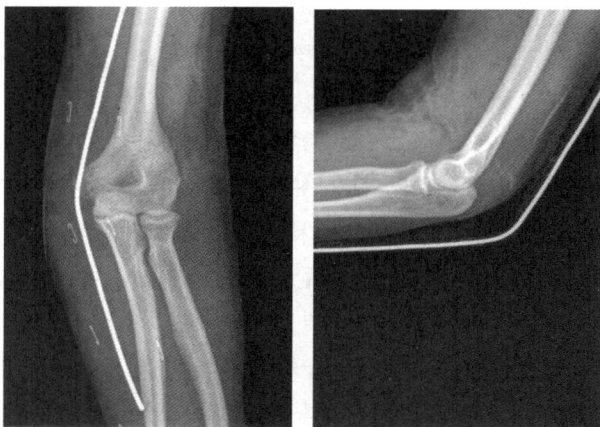

正位   侧位

图 3-1-23　二诊复查肘关节 X 线片

［三诊］2019 年 5 月 6 日。

［体格检查］左肘部肿胀明显缓解，局部皮下瘀紫，肘关节外观无畸形，肘后三角关系存在，在保护下屈伸肘关节、旋转前臂无异常，左手指感觉、血运及活动未见异常。舌淡红，苔薄，脉弦。

［治法］拆除夹板外固定。继续做肩部摆动和旋转活动及腕、掌指关节活动锻炼，逐步进行肘关节屈伸及前臂旋转功能康复训练。

验案 2 尤某，女，49 岁。

［初诊］2024 年 2 月 16 日。

［主诉］外伤致左肘肿痛、畸形，活动受限 4 小时。

［现病史］患者 4 小时前下楼梯时不慎摔伤，左手撑地，当即感到左肘肿痛、畸形、活动受限，至我院门诊就诊。

［体格检查］左肘部肿胀、畸形，左肘弹性固定于半屈曲位，左肘尺侧及后方空虚，尺骨鹰嘴部向桡后侧突出，肘后三角关系消失，左手小指感觉麻木，其余手指感觉、血运及活动未见异常。舌淡红，苔薄，脉弦数。

［影像检查］X 线摄片提示左肘关节桡侧脱位（图 3-1-24）。

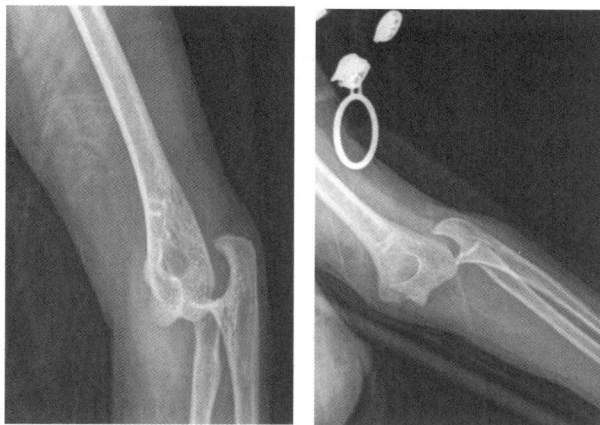

正位　　　　　　　　　　侧位

图 3-1-24　初诊时 X 线片

［中医诊断］肘关节脱位（血瘀气滞证）。

［西医诊断］左肘关节脱位，左侧尺神经损伤。

［治则］接骨续筋，消肿止痛。

［治法］手法复位联合贴敷和塑形夹板外固定。

（1）夹板塑形：准备肘关节"L"形夹板 1 块，直夹板 2 块。"L"形夹板以健侧为模型，塑形成屈曲 90°。

（2）手法复位：患者仰卧于牵引整复床，牵引对抗杆置于患侧腋下，助手双手紧握患肢腕部牵引，施术者双手指置于肘部上方腹侧，同时双手大鱼际部置于肘关节两侧逐步挤压，双手拇指推挤尺骨鹰嘴，保持在肘关节半屈曲位下，施术者与助手配合逐步施力，当听到或触诊到关节复位弹响感时即完成复位。

（3）绷带包扎方法：完成复位后，缓慢适当屈伸肘关节、旋转前臂，肘关节内外翻检查其稳定性，并检查尺神经损伤症状是否变化。如肘关节极度不稳定考虑住院进一步检查治疗，如肘关节复位后较稳定，局部贴敷"消肿膏"，患肢保持在屈肘 90° 位置固定，棉垫置于骨突处，以免形成皮肤压疮。用"L"形夹板置于肘关节背侧，直夹板 2 块分别置于肘关节前臂的两侧，桡侧脱位者桡侧近端加压垫，尺侧脱位者尺侧近端加压垫，固定在屈肘 90°、前臂旋后位，绑带包扎使用"8"字包扎法，避免肘内侧血管、神经被绑带压迫，用三角巾悬吊置于胸前，密切观察患肢末梢血运（图 3-1-25）。

（4）内服处方：桃仁、熟地黄、红花、丹参、补骨脂、骨碎补、川芎、当归、桑枝、芍药各 10g，三七粉（冲）2g，加水煎煮后取药液 400ml，早、晚各服用 200ml，连服 1 周。甲钴胺片 2 盒，口服，1 日 3 次，每次 1 片。

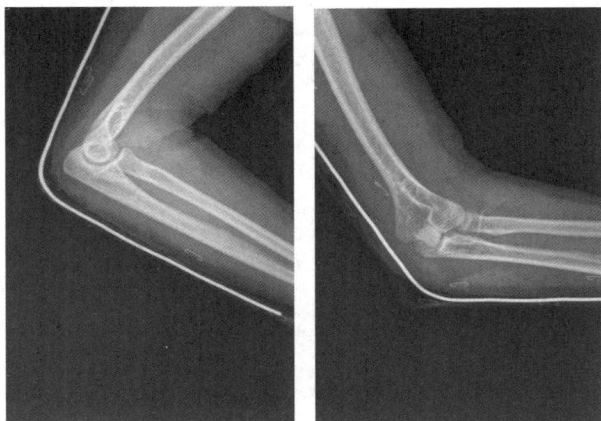

正位　　　　　　　　　　　　侧位

图 3-1-25　肘关节脱位治疗后 X 线片

[二诊] 2024 年 2 月 23 日。

[体格检查] 左肘部肿胀较前有所缓解，局部皮下瘀紫，肘关节外观无畸形，肘后三角关系存在，在保护下屈伸肘关节、旋转前臂无异常，左手小指感觉较前恢复，其余手指感觉、血运及活动未见异常。舌淡红，苔薄白，脉弦。

[治法] 更换消肿膏，继续夹板外固定，绑带包扎注意事项同前。复查肘关节

正、侧位 X 线片（图 3-1-26），确定肘关节在位、稳定。继续做肩部摆动、旋转活动及腕、掌指关节活动锻炼。

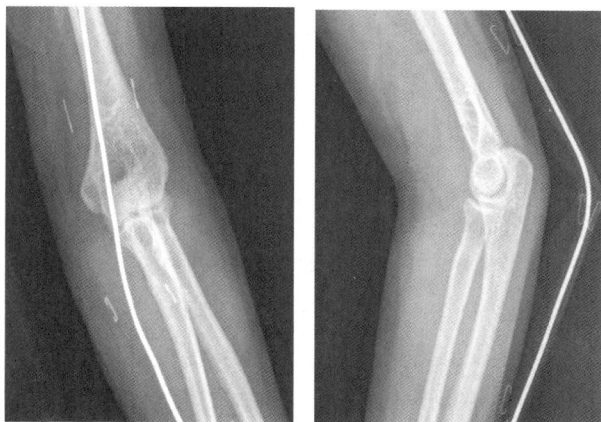

正位　　　　　　　　　　　侧位
图 3-1-26　二诊时复查肘关节 X 线片

［三诊］2024 年 3 月 8 日。

［体格检查］左肘部肿胀明显缓解，局部皮下瘀紫，肘关节外观无畸形，肘后三角关系存在，在保护下屈伸肘关节、旋转前臂无异常，左手指感觉、血运及活动未见异常。舌淡红，苔薄白，脉弦。

［治法］拆除夹板外固定。继续做肩部摆动、旋转活动及腕、掌指关节活动锻炼，逐步进行肘关节屈伸及前臂旋转功能康复训练。

［编者按］

（1）明确诊断：肘关节脱位多因间接暴力所致，暴力的传导和杠杆作用是引起肘关节脱位的基本外力形式。肘关节脱位临床表现为肘关节肿痛、畸形，关节置于半屈曲位弹性固定。如肘后脱位，则肘后方空虚，尺骨鹰嘴部向后明显突出；如侧方脱位，肘部呈现肘内翻或外翻畸形。同时肱骨内、外髁及尺骨鹰嘴构成的倒等腰三角形关系改变。肘关节脱位时，应注意是否有血管、神经损伤的有关症状及体征。一般普通的 X 线片即可明确诊断。本病主要需与肱骨髁上骨折、肱骨髁间骨折、尺骨鹰嘴骨折及骨折伴脱位相鉴别。

（2）肘关节脱位的分型：从尺、桡骨近端相对于肱骨远端的位置来分，肘关节脱位可分为肘关节后脱位、肘关节前脱位、肘关节侧方脱位、肘关节分离脱位。

（3）肘关节脱位的单人复位手法：蔡建平教授的肘关节脱位单人复位法是经临床实践反复改进、验证，施展便捷，复位成功率高，安全性高，患者痛苦较少的一种肘关节脱位的复位方式。传统复位手法常需施术者 1 人、助手 2 人，相互配合完成复位，而单人复位法在只有施术者1人的情况下即可完成复位固定。施术者通过自身腰部旋转发力，提供患肢的牵引力，其力量较手臂大，且施术者单人力量控制精确。同时施术者胸肋部外形贴合患肢的半屈曲位，施术者胸肋部有适当的强度及弹性，在复位中起到了弹性杠杆的作用，在减轻患者痛苦的同时避免刚性杠杆发生医源性骨折的风险，脱位复位后顺势适当屈曲肘关节完成复位，较传统复位方法更具优势。

（4）肘关节脱位的双人复位手法：双人复位手法需要用到骨科牵引整复床，将牵引对抗杆置于患侧腋下，起到对抗牵引的作用。复位时非传统手法的先牵引再整复，而是助手双手紧握患肢腕部牵引，施术者双手指置于肱骨远端腹侧，双手拇指推挤尺骨鹰嘴，施术者与助手相互配合，保持肘关节半屈曲位，同时施力完成复位。

（5）单人复位手法临床操作较简便，患者接受度较高，对于多数患者宜首先使用该法，但对于年老体弱及不能配合的患者使用该方法有一定限制；双人复位手法适用范围较广，适合所有肘关节脱位患者，特别是伴有其他损伤不能配合的患者，在单人复位手法失败后可以尝试此法。

（6）所有患者整复前后完善X线片检查，复位前仔细阅片，观察脱位的类型及移位情况，是否伴有骨折，做到心中有数、手中有策，整复时逆损伤机制施力，复位手法、施力方向及整复力度要求"辨证应用"和"随机应变"，才能达到最佳的复位效果。

（7）特色外用药"消肿膏"及外固定支具纸质铅丝夹板：外伤后瘀血凝于局部，产生肿胀、疼痛。临床观察外敷本院消肿膏治疗，1周左右，局部肿胀、疼痛即可明显缓解，消肿膏具有良好的散瘀消肿作用。"纸质铅丝夹板"由马粪纸内嵌铁丝压制生产而成，具有良好的塑形能力和强度，固定松紧调整便捷，质轻，透气性好，临床应用疗效满意，患者体验感明显优于石膏固定。

（8）肘关节脱位往往伴随着肘关节周围韧带组织的损伤及关节周围撕脱骨折的发生，对于影响关节活动和稳定的冠状突骨折、桡骨头骨折、肱骨髁上骨折，后期处理参考关节内骨折的处理原则，并修复韧带结构，恢复肘关节的稳定性。而对于不影响关节活动及稳定的撕脱骨折，在完成脱位复位后，应常规检查肘关节稳定性，如复位后的肘关节能满足早期稳定活动（外伤后1~2周），则保守治疗是较佳的选择。

（9）创伤性骨化性肌炎是肘关节脱位后期较严重的并发症，一旦发生将会严重影响患者的肘关节活动。该病的临床治疗较为复杂且容易复发，目前没有特效的方法能够从根本上治疗此病，因此临床上重在预防。非甾体类消炎镇痛药可用于本病的预防，但有胃肠道反应和阻碍骨折愈合的不良反应。蔡建平教授从复位起即关注本病的预防，首先整复手法强调巧，避免暴力整复，以免加重损伤及出血，复位后外敷消肿膏、夹板外固定，可促进血肿的吸收及韧带组织的修复，夹板固定时间为2周，待血肿基本吸收，软组织肿胀缓解，韧带组织初步稳定，此时在保护下逐步恢复肘关节活动，既避免早期活动加重损伤，又避免长时间固定导致关节僵直。同时施以按摩手法，具有舒筋活络、消肿止痛、松解粘连、滑利关节等作用，对吸收血肿、减少局部组织骨化有积极作用。

验案3 徐某，男，5岁。

[**初诊**] 2022年8月9日。

[**主诉**] 牵拉致左肘部疼痛、活动受限1小时。

[**现病史**] 患儿入院前1小时上台阶时左手被家长牵拉后出现左肘部疼痛、左上肢上举困难。否认摔跤病史。

[**体格检查**] 左肘部轻压痛，左肘活动受限，左上肢上举困难，末梢血运尚可，左上肢皮肤感觉正常。舌淡红，苔薄白，脉数。

[**中医诊断**] 桡骨头半脱位（血瘀气滞证）。

[**西医诊断**] 左桡骨头半脱位

[**治则**] 复位理筋。

[**治法**] 手法复位。脱去患儿衣袖，以便充分屈肘，先脱健侧衣服再脱患侧衣服。由陪同的家属轻轻地握持上臂。施术者坐在患儿对面，施术者的左手握持患肢的手腕部，拇指按在患肢背侧尺骨头处，其余手指按在掌侧桡动脉部，右手的拇指按在肘桡部，其余手指按在肘后，采用旋后伸肘法、旋后屈肘法相结合。以上手法的关键是屈肘要充分，前臂的旋前、旋后角度要充分，操作时，三步的任何一步出现"咯嗒"音，即复位成功。

[**编者按**] 在儿童成长发育过程中，桡骨头及环状韧带的发育尚未成熟，环状韧带较为松弛，而桡骨头相对较小且富有弹性。因此，当儿童的前臂受到过度外力牵引时，桡骨头容易滑出环状韧带，导致两者之间的正常位置关系发生变化，形成桡骨头半脱位。根据医学原理，对于此类损伤，手法复位是关键的治疗手段。

通过轻柔地牵拉患儿前臂并旋转肘部，医生将桡骨头复位至正常位置。一旦复位成功，患儿的疼痛会迅速缓解，手臂活动能力也会恢复正常。桡骨头半脱位通常发生在5岁以下的儿童，特别是在2~3岁的幼儿中更为常见。此类损伤多因肘关节受到过度牵拉或压缩所致，如家长在协助幼儿穿衣、上台阶或翻身时的不当操作都可导致本病。

桡骨头半脱位的典型症状包括疼痛、活动受限以及患儿因疼痛而哭闹。医生通过体格检查和X线检查来确诊，并尽快进行手法复位治疗。手法复位后，患儿通常能够迅速恢复正常的活动能力。

为了防止桡骨头半脱位的复发，家长应特别注意避免过度牵拉幼儿的手臂，尤其是在进行日常活动时。同时，家长应密切关注患儿的恢复情况，如出现异常症状，应及时就医寻求专业医生的帮助。

医生在接诊患儿时，应严谨、稳重地评估病情，并依据医学原理制订治疗方案。可选手法有：①旋后伸肘法：医生将患肢前臂缓慢轻柔地伸直，在伸展的同时将前臂旋后成为掌心向上的伸肘位。少数患者就在这一伸展旋后的动作中，发出轻微的复位音。如无此声响，即进行第二步。②旋后屈肘法：在旋后伸肘的基础上，将患肢缓慢地屈曲，直至极屈，使手掌心紧贴在肩部外侧，此时如仍未出现复位音，即进行第三步。③旋前屈肘法：将患肢从极屈放松变为伸展势，医生将拇指按在掌侧的尺骨头部，其余手指按在桡骨背侧，缓慢地旋前，即将患肢前臂的掌心转向医生。同时再推挤患肢到极屈，使手背靠肩，这时可听到复位音。

治疗与预防桡骨头半脱位，我们需要进一步强调以下几点。

首先，对于家长而言，除了避免过度牵拉幼儿的手臂外，还应该注意在日常生活和游戏中避免对患儿肘关节施加过大的压力。比如，在幼儿进行攀爬、跳跃等活动时，应提供适当的保护，确保他们的安全。

其次，对于医生而言，手法复位虽然是一种有效的治疗方法，但在操作过程中需要格外小心和细致。医生必须确保手法正确、力度适中，避免对患儿造成不必要的伤害。同时，医生还应根据患儿的具体情况制订个性化的康复计划，以帮助他们尽快恢复正常的活动能力。

此外，为了预防桡骨头半脱位的再次发生，医生还应向家长普及相关的医学知识，让他们了解该疾病的成因、症状以及预防方法。家长可以通过学习这些知识，更好地照顾患儿，降低疾病复发的风险。

最后，需要强调的是，桡骨头半脱位虽然是一种常见的儿童肘部损伤，但只要我们采取正确的预防和治疗措施，就能够有效地避免其发生和复发。

（三）腕部病证

验案 1　张某，女，67 岁。

[**初诊**] 2024 年 4 月 3 日。

[**主诉**] 摔伤致左腕肿痛畸形 1 小时。

[**现病史**] 患者 1 小时前行走时，因地滑不慎摔倒，左手撑地，致左腕部疼痛、肿胀、畸形，不能用力。伤后无头晕，无呕吐。

[**体格检查**] 左手腕桡侧肿胀、压痛，"餐叉样"畸形，伸屈、旋转活动受限，左手指感觉、血运未见异常。舌淡红，苔薄白，脉弦数。

［**影像检查**］X线检查示：左桡骨远端骨折，断端成角，下尺桡关节对位不良（图 3-1-27）。

［**中医诊断**］桡骨骨折（血瘀气滞证）。

［**西医诊断**］左侧桡骨远端骨折。

［**治则**］接骨续筋，消肿止痛。

［**治法**］骨折手法复位联合"消肿膏"贴敷和纸质铅丝夹板外固定。

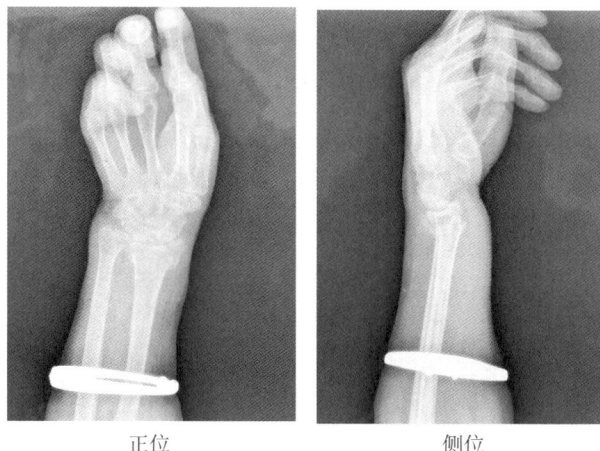

正位　　　　　　　　　　侧位

图 3-1-27　初诊时 X 线片

（1）夹板塑形：选择 3 块大小合适的纸质铅丝夹板，将其用水潮湿软化后，以患者右侧健康手腕为模型，修剪尺侧、掌侧、背侧夹板。尺侧夹板于腕关节处按弧形修剪，并塑形成尺偏 45°。桡侧夹板于手掌处按弧形修剪，避免挤压大鱼际，并塑形成掌屈 30°。背侧夹板于腕关节处按弧形修剪，避免挤压尺骨茎突，并塑形成尺偏 45°（图 3-1-28）。

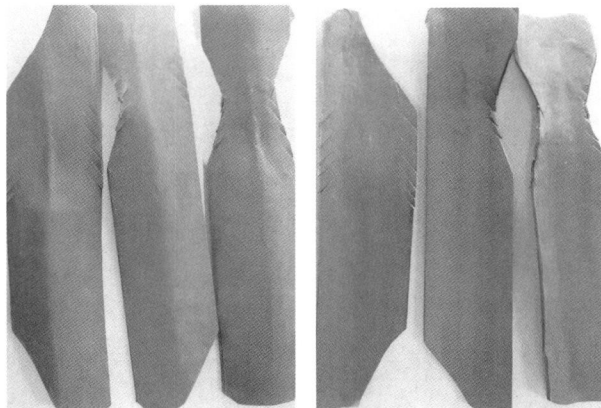

图 3-1-28　纸质铅丝夹板塑形

（2）手法复位：患者平卧于"骨折整复床"，患肢外展，伸肘，前臂旋前。一助手握住患肢前臂下段，施术者两手紧握手掌，两拇指并列置于骨折远端背侧，其余手指置于腕掌侧，扣紧大、小鱼际，先顺畸形拔伸牵引，纠正重叠移位，再迅速尺偏、屈腕，施术者以右拇指在患腕背侧自近向远滑动并向掌尺侧按压分离移位骨块，并触摸了解复位效果。

（3）固定方法：骨折复位满意后，腕部外敷消肿膏，以中号绷带自腕向前臂松松包扎1~2层，超腕关节2~3cm依次安放掌侧、背侧夹板，外用中号绷带包扎固定于掌屈45°，夹板近端达肘横纹下三指，最后安放尺侧夹板，将腕固定于尺倾30°。患肢屈肘90°，拇指朝上，用三角巾悬挂于胸前。

（4）注意事项：① X线片复查，提示骨折对位、对线良好（图3-1-29）。②指导患者手指屈伸活动，改善血液流通，减轻肿胀。③交代患者注意手腕肿胀、疼痛变化，手指感觉变化，防止血运异常。嘱咐患者1周后复诊。

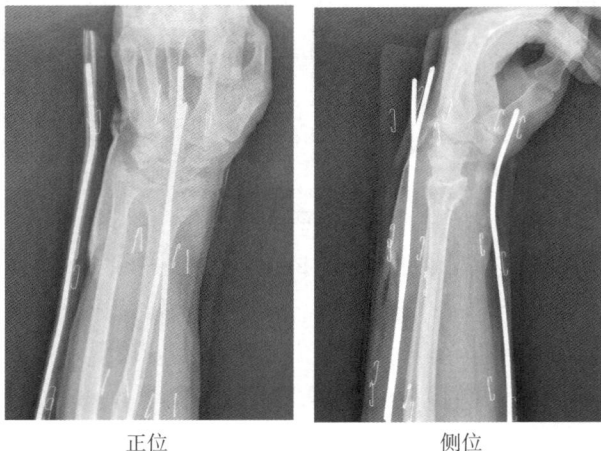

正位　　　　　　　　　　　　　　　侧位

图 3-1-29　整复后复查 X 线片

［二诊］2024 年 4 月 12 日。

［主诉］左腕胀痛较前减轻。

［体格检查］左腕夹板外固定在位，手指肿胀，掌指关节、指间关节屈伸活动可，血运、感觉正常。

［影像检查］X线片：左尺桡骨远端骨折断端较前有所移位，可见外固定夹板影重叠（图3-1-30）。

［治法］患者平卧"骨折整复床"，左腕在助手牵引维持下更换消肿膏，重新包扎小夹板，左腕继续用纸质铅丝夹板固定于掌屈、尺倾位。锻炼肩部、肘部、手指功能。

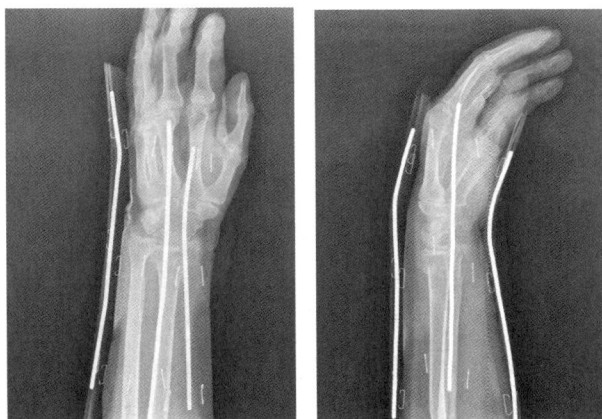

正位　　　　　　　　　　侧位

图 3-1-30　二诊时复查 X 线片

［**三诊**］2024 年 5 月 2 日。

［**主诉**］左腕胀痛基本缓解。

［**体格检查**］左腕断端局部无明显压痛，手指稍肿胀，掌指关节、指间关节屈伸活动尚可，血运、感觉正常。

［**影像检查**］X 线片：左桡骨远端骨折，骨折线模糊，可见骨小梁通过（图 3-1-31）。

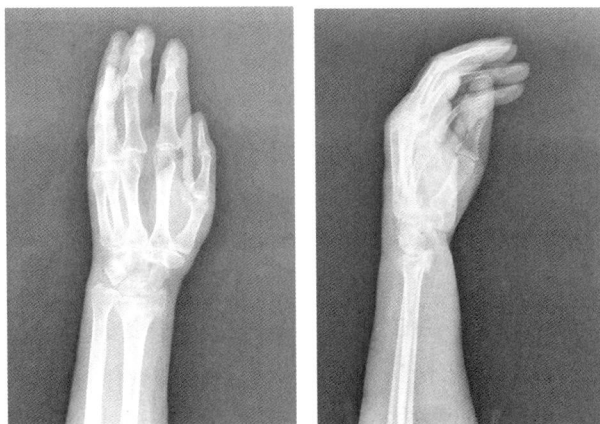

正位　　　　　　　　　　侧位

图 3-1-31　三诊时复查 X 线片

［**治法**］拆除外固定夹板，指导腕部伸屈、旋转功能锻炼。锻炼肩部、肘部、手指功能。

3 个月后随访，左腕外形稍有畸形，腕关节活动背伸、屈曲不到位。日常生活、劳作等无影响，无明显疼痛症状。

[**编者按**]本案患者因外伤导致左腕受伤，结合 X 线检查提示左侧桡骨远端骨折，骨折断端错位。四诊合参，诊断为左侧桡骨远端骨折（伸直型）。首诊予手法整复，另用纸质铅丝夹板外固定。整复后复查 X 线提示桡骨高度、掌倾角、尺偏角均基本复位。但二诊时复查 X 线提示骨折背侧塌陷，掌倾角变负，桡骨高度丢失。蔡建平教授认为手法整复获得解剖复位或接近解剖复位并不困难，困难的是如何保持复位直至骨折愈合。临床上许多患者整复固定 3~5 天便出现移位，1 周后移位程度达到高峰，甚至超过整复前。因此稳定骨折的概念应延续到整复固定。指标包括：①整复后桡骨背侧骨皮质无粉碎。②骨折远端与近端具有良好的延续性。③松质骨无明显塌陷、无明显骨缺损。④经治疗后局部肿胀消退，夹板固定未发生松动。本案患者考虑因骨折断端背侧骨块粉碎，难以支撑，故而骨折移位。若固定时加大掌屈角度，许可避免。二诊时医生未再次整复，错失纠正机会。蔡建平教授认为一旦发现再移位，应该建议患者尽早采用再次复位或手术复位，以减少晚期畸形愈合、疼痛、功能障碍等并发症的发生。三诊时 X 线检查提示骨折已愈。骨折固定 1 个月后拆除夹板。蔡建平教授认为对于复位不理想的患者，在骨折稳定的前提下，早期加强功能锻炼，可以改善腕关节功能。

桡骨远端骨折是一种常见的骨折类型，通常由于跌倒、交通事故或运动损伤等原因引起。对于桡骨远端骨折的治疗，临床上通常采用保守治疗或手术治疗。保守治疗是桡骨远端骨折的常用治疗方法，主要采用手法复位、夹板或者石膏固定等方法。保守治疗的原理是通过手法复位将骨折断端对位、对线，恢复桡骨长度和关节面平整，然后使用外固定以维持骨折部位的稳定。而骨质疏松明显的患者骨折愈合后均有不同程度的桡骨短缩。对于伴有明显桡骨短缩的不稳定粉碎骨折及关节内移位骨折，手术治疗是一种较佳的选择。在临床上，没有一种治疗方法是适用于所有桡骨远端骨折患者的，需要综合考虑多方面条件，制订个体化治疗方案。

蔡建平教授认为治疗骨折强调动静结合，即良好的复位、适当的固定及正确的功能练习。良好的复位以充分了解骨折分型、骨块移位情况为前提。桡骨远端骨折复位的标准是：桡骨短缩小于 2mm，掌倾角丢失小于 10°，关节骨块移位小于 2mm，下尺桡关节稳定。对于大部分桡骨远端骨折患者来说，通常整复后能获得较好的骨折复位、有效固定及恢复腕关节功能，而对于骨折块较大、复位后腕关节不稳、关节面塌陷、骨质疏松明显、干骺端粉碎的桡骨远端骨折患者复位及固定效果欠佳。纸质铅丝夹板，外部主体为四层马粪纸黏合而成，轻便、透气，内部以铁丝为骨架，有良好的韧性及塑性，可根据患者个体情况裁剪、塑形。骨折复位固定后，可以通过调节绑带的约束力控制夹板的松紧，可避免骨折早期因软组织肿胀导致缺血性肌挛缩及压疮的发生，同时当肿胀消退后通过不断加压固定，可维持有效地固定，避免骨折再次移位。蔡建平教授认为正确的功能锻炼对于腕关节功能的恢复有着重要的影响，纸质铅丝夹板固定为超腕关节固定，但不影响掌指关节及肘关节的活动，可早期活动，有利于手与前臂恢复功能。

（四）髋部病证

验案 1 吕某，男，49 岁。

[**初诊**] 2023 年 10 月 25 日。

[**主诉**] 摔伤致右髋肿痛、畸形，活动受限 2 小时。

[**现病史**] 患者 2 小时前骑自行车时不慎摔伤，右髋部着地，当即感到右髋肿痛、活动受限，不能站立、行走，至我院门诊就诊。

[**体格检查**] 右髋部肿胀明显，右下肢外旋、短缩畸形，右髋局部压痛、叩击痛，右下肢纵向叩击痛，可扪及骨擦感，右髋关节主、被动活动受限，右足趾感觉、血运及活动未见异常。舌淡红，苔薄白，脉弦。

[**影像检查**] X 线摄片检查提示右股骨粗隆间骨折，颈干角变小（图 3-1-32）。

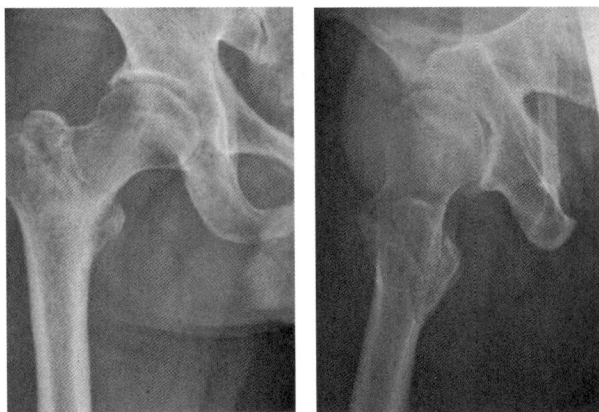

正位　　　　　　　　　　侧位

图 3-1-32　初诊时 X 线片

[**中医诊断**] 股骨粗隆间骨折（瘀滞筋骨证）。

[**西医诊断**] 右股骨粗隆间骨折。

[**治则**] 接骨续筋，消肿止痛。

[**治法**] 骨折复位联合"消肿膏"贴敷和患肢牵引固定。

（1）骨折复位：患者取仰卧位，助手双手置于患者骨盆双侧髂前上棘固定，施术者手肘置于患膝腘窝处逐步屈髋、屈膝牵引纠正短缩畸形，再逐步内收、内旋患肢，纠正外旋畸形，在维持牵引下，逐步伸直髋、膝关节，患髋置于外展

30°、旋转中立位，完成复位。

（2）股骨髁上骨牵引或胫骨结节骨牵引：①股骨髁上骨牵引操作步骤：患者取仰卧位，消毒，局部麻醉后，从大腿内侧标记点（髌骨上缘近侧1cm，股骨前后缘中点）刺入斯氏针直至股骨，锤击或钻入斯氏针，使斯氏针穿出外侧皮肤标记点，使两侧牵引针外露部分等长，安装牵引弓。②胫骨结节骨牵引操作步骤：患者取仰卧位，局部消毒麻醉后，从胫骨近端外侧标记点（胫骨结节与腓骨头连线中点）刺入斯氏针直至胫骨，锤击或钻入斯氏针，使斯氏针穿出外侧皮肤标记点，使两侧牵引针外露部分等长，安装牵引弓。牵引重量为体重的1/10~1/7，根据患者的年龄、体质适当增减，患肢外展20°，旋转中立位。本案患者选择胫骨结节骨牵引，牵引重量为体重的1/8。

（3）注意事项：嘱患者预防卧床并发症如坠积性肺炎，鼓励患者咳嗽，咯痰困难者给予雾化吸入湿化痰液，或换体位排痰，翻身拍背，多饮水，必要时吸氧、吸痰，保持大便通畅，防止食管、胃反流；预防压疮，减少骨突压迫部位的压力，变换体位或在局部放置硅胶垫，早发现、早处理；预防深静脉血栓，如患肢的股四头肌等长收缩锻炼及踝关节功能锻炼、下肢静脉泵、低分子肝素钙皮下注射、自拟"补气活血通络汤"益气活血通络等防治深静脉血栓；保持牵引针孔的清洁、干燥，避免感染等。

（4）内服处方（补气活血通络汤）：黄芪30g，当归6g，赤芍5g，地龙3g，川芎3g，桃仁3g，红花3g，党参10g，白术10g。加水煎煮后取药液400ml，早、晚各服用200ml，连服2周。

［二诊］2023年11月20日。

［体格检查］右髋部肿胀缓解，右下肢骨牵引在位，右髋旋转中立位，双下肢等长，无外旋、短缩畸形，右髋部无明显叩击痛，右足趾感觉、血运及活动未见异常。舌淡红，苔薄白，脉弦。

［影像检查］复查髋关节正、侧位X线片：骨折对位、对线佳，骨折线模糊（图3-1-33）。

［治法］改胫骨结节骨牵引为皮肤牵引联合钉子鞋外固定2周，牵引重量为2kg。继续嘱患者加强护理，预防卧床并发症，逐步加强功能康复训练。

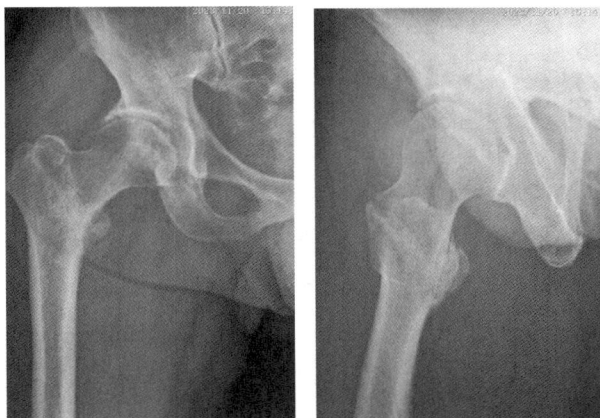

正位　　　　　　　　　　　側位

图 3-1-33　二诊复查髋关节 X 线片

［**三诊**］2023 年 12 月 23 日。

［**体格检查**］右髋部肿胀明显缓解，患肢无外旋、短缩畸形，右髋部无叩击痛，右下肢无纵向叩击痛，右下肢主、被动活动无疼痛，右足趾感觉、血运及活动未见异常。舌淡红，苔薄白，脉弦。

［**影像检查**］复查髋关节正、侧位 X 线片：骨折对位、对线佳，骨折线消失，说明骨折部位已骨性愈合（图 3-1-34）。

［**治法**］嘱患者加强功能康复训练，拄拐逐步负重行走。

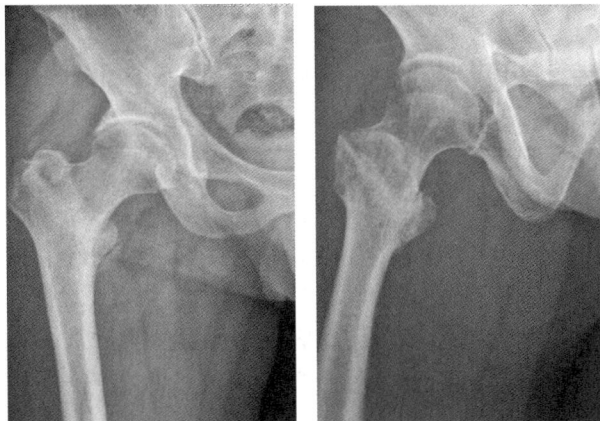

正位　　　　　　　　　　　侧位

图 3-1-34　三诊复查髋关节 X 线片

验案 2　王某，女，63 岁。

［**初诊**］2018 年 1 月 26 日。

［**主诉**］摔伤致左髋肿痛、畸形，活动受限 1 小时。

［**现病史**］患者 1 小时前平地行走时不慎摔伤，左髋部着地，当即感到左髋肿痛、活动受限，不能站立、行走，至我院门诊就诊。

［**体格检查**］左髋部肿胀明显，左下肢外旋、短缩畸形，左髋局部压痛、叩击痛，左下肢纵向叩击痛，可扪及骨擦感，左髋关节主、被动活动受限，左足趾感觉、血运及活动未见异常。舌淡红，苔薄白，脉弦数。

［**影像检查**］X 线片检查提示左股骨粗隆间骨折（图 3-1-35）。

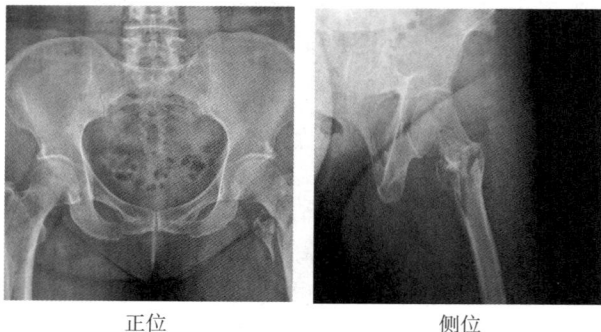

正位　　　　　　　　　　　　侧位

图 3-1-35　初诊时 X 线片

［**中医诊断**］股骨粗隆间骨折（瘀滞筋骨证）。

［**西医诊断**］左股骨粗隆间骨折。

［**治则**］接骨续筋，消肿止痛。

［**治法**］

（1）骨折手法复位和皮肤牵引：患者取仰卧位，助手双手置于患者骨盆双侧髂前上棘固定，施术者手肘置于患膝腘窝处逐步屈髋、屈膝牵引纠正短缩畸形，再逐步内收、内旋患肢，纠正外旋畸形，在维持牵引下，逐步伸直髋、膝关节，患髋置于外展 30°、旋转中立位，完成复位。另皮肤牵引，牵引重量为 2kg。

（2）股骨粗隆间骨折闭合复位内固定手术治疗：硬膜外麻醉成功后患者取仰卧位，患肢置于骨科手术牵引复位床上。在患侧大粗隆后侧臀下垫厚度为 10cm 的软垫，患肢骨折端牵引复位后，患髋固定于伸直、内收、旋转中立位，C 型臂透视确定骨折已复位。消毒铺巾，取股骨大粗隆外侧高点上约 5cm 处做直切口，长约 3cm，逐层切开皮肤及皮下组织，切开深筋膜，钝性分离臀中肌至大粗隆顶点，于股骨大粗隆顶点稍偏前开口，在 C 型臂透视下行常规 PFNA 内固定术。术后常规复查 X 线片（图 3-1-36）。

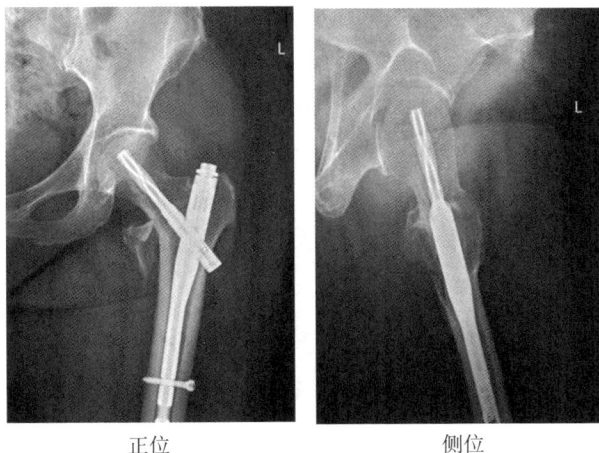

正位　　　　　　　　　　　　　侧位

图 3-1-36　股骨粗隆间骨折术后 X 线片

（3）围手术期系统中医治疗方案：术后常规进行预防感染、补液、止痛等对症治疗。指导患者预防卧床并发症，如坠积性肺炎，鼓励患者咳嗽，咯痰困难者给予雾化吸入湿化痰液，或换体位排痰，翻身拍背，多饮水，必要时吸氧、吸痰，保持大便通畅，防止食管、胃反流；预防压疮，减少骨突压迫部位的压力，变换体位或在局部放置硅胶垫，早发现、早处理；预防深静脉血栓，如患肢的股四头肌等长收缩锻炼及踝关节功能锻炼、下肢静脉泵、低分子肝素钙皮下注射、自拟"补气活血通络汤"益气活血通络等防治深静脉血栓。

（4）内服处方（补气活血通络汤）：黄芪 30g，当归 6g，赤芍 5g，地龙 3g，川芎 3g，桃仁 3g，红花 3g，党参 10g，白术 10g。加水煎煮后取药液 400ml，早、晚各服用 200ml，连服 2 周。

［二诊］2018 年 4 月 18 日。

［体格检查］患肢无外旋、短缩畸形，左髋部见手术切口瘢痕，无红肿、破溃，左髋部无叩击痛，左下肢无纵向叩击痛，左下肢主、被动活动无疼痛，说明骨折稳定。舌淡红，苔薄白，脉弦。

［影像检查］复查髋关节正、侧位 X 线片：骨折对位、对线佳，内固定固定在位，骨折线消失，说明骨折部位已骨性愈合（图 3-1-37）。

［治法］嘱患者加强功能康复训练，逐步拄拐负重行走。

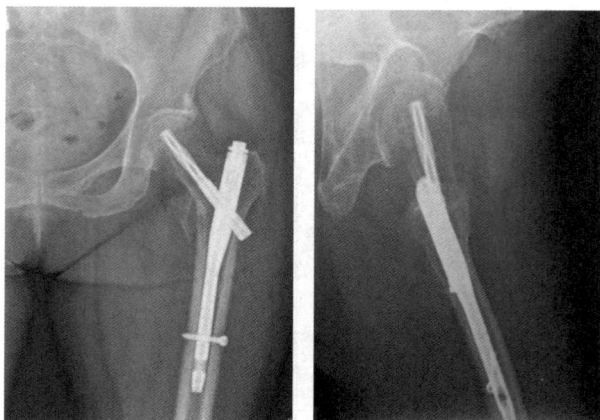

正位   侧位

图 3-1-37　二诊复查髋关节 X 线片

[编者按]

（1）治疗原则：股骨粗隆间骨折被称为人生中最后一次骨折，其发病率占髋部骨折的 50%，此病高发于老年人群，若治疗不当其并发症及病死率极高。因此，对于股骨粗隆间骨折应尽快进行相应的紧急处理，进行疼痛评估，并尽早开始镇痛治疗。手术和非手术治疗都存在相应的风险和并发症，需要依据每个患者的情况进行个体化分析，注重考虑内科合并疾病的严重程度。对于存在严重内科合并疾病的患者，常常需要医生评估手术和非手术治疗各自的风险和收益，并与患者和家属深入沟通，选择最合适的治疗方法。

（2）非手术治疗经验：非手术治疗包括"丁"字夹板固定、皮肤牵引、骨骼牵引等方法。骨骼牵引可将短缩的断端拔出，并保持不再缩短，皮肤牵引的作用次之，"丁"字夹板是比较有限的固定方法。临床应根据损伤类型以及患者的体质，合理选择。股骨粗隆间骨折一般都能愈合，但在伤后 10 天内，常因失血较多，饮食减少，出现正气衰竭等变化，故应及早注意饮食和适当补液。卧床期间患者排泄大小便时，需要避免抬高臀部，具体措施如下：①床板留孔，在床下放置便盆。②垫被分上下两节，上节垫在背腰部，下节垫下肢，使上下两节之间，即臀部处留一空间，平时用小枕充垫其间，大小便时抽出小枕，将便盆放入。

（3）蔡建平教授认为中医骨伤科不能排斥手术，关键在于形成有中医特色的手术方案。自汉代以来，历代医家对骨伤科均有开展、探索和发扬。临床强调"以患者为中心"，只要是对患者有利的治疗手段，都可以合理选用。国医大师孙光荣等倡导并呼吁"以中医之道驭西医之术"。内固定只是一种固定的方式，通常需要在手术室无菌条件下完成。"中医特色的手术"就是尽量以简单的固定方式为骨折愈合提供稳定的环境，比如骨折功能复位、闭合复位、微创内固定等，不必强求解剖复位而过多损伤软组织，还可以穿针固定、支架固定、髓内固定，一块钢板就能达到稳定，绝不追求坚强固定而使用更多内置物等。

（4）手术治疗注意事项：随着社会的发展，手术技术、内固定器械的改良以及人们对高质量生活的追求，越来越多的患者选择手术治疗，手术治疗能有效复位、固定骨折，更早实现功能康复，显著减少卧床时间，降低长期卧床并发症的发生。随着技术的发展，手术治疗经历从开放到微创，从髓外固定到髓内固定的转变，伤口越来越小，固定更加可靠，适应证更加广泛。但手术治疗毕竟是高风险有创操作，我们应当严格把握适应证及禁忌证，加强围手术期管理，预防围手术期并发症的发生。

（5）并发症的治疗与预防：股骨粗隆间骨折多为老年患者，素体虚弱，气血不足，通常合并内科基础疾病，骨折后往往导致基础疾病的加重以及并发症的发生，常引起灾难性后果，因此积极治疗和预防并发症非常重要。指导患者预防坠积性肺炎，鼓励患者咳嗽，咯痰困难者给予雾化吸入湿化痰液，或换体位排痰，翻身拍背，多饮水，必要时吸氧、吸痰，保持大便通畅，防止食管、胃反流；预防压疮，减少骨突压迫部位的压力，可变换体位或局部放置硅胶垫，早发现、早处理；预防深静脉血栓。

（6）康复治疗：无论患者是否手术治疗，都应该尽早进行功能锻炼，有利于促进局部功能康复及预防全身并发症。练功治疗是中医学一大特色，有利于促进血液循环，消退肿胀，增强骨折部位生理应力，促进愈合，促进肢体功能恢复，防止关节粘连和强直，防止失用性肌萎缩和继发性骨质疏松症的出现。早期练功活动应在不负重状态下开展，后期练功时可借助康复器械锻炼。患者应早期进行床上功能锻炼，保守治疗早期即可进行股四头肌等长收缩及踝关节、足趾的屈伸活动，1~2周后开始做床上抬臀运动。3~4周后，练习两手拉吊环，健足踏在床上，做抬臀活动，臀部可完全离开床，使身体与大腿、小腿成一条平线，以加大髋、膝关节活动范围。保守治疗患者8~12周、手术治疗患者根据具体情况术后1~6周，逐步扶拐负重行走。

（五）膝部病证

验案 1　刘某，女，29岁。

[初诊]2022年8月25日。

[主诉]摔伤致左膝关节疼痛，活动受限1小时。

[现病史]患者1小时前下楼梯时不慎跌伤，当即左膝关节疼痛，站立行走时

疼痛明显，至我院就诊。

[**体格检查**] 左膝关节呈半屈曲状，局部无明显压痛，抽屉试验阳性，足背动脉可扪及，足趾感觉、血运未见异常。舌淡红，苔薄白，脉弦数。

[**影像检查**] X 线检查：左胫骨平台后缘骨折（图 3-1-38）。

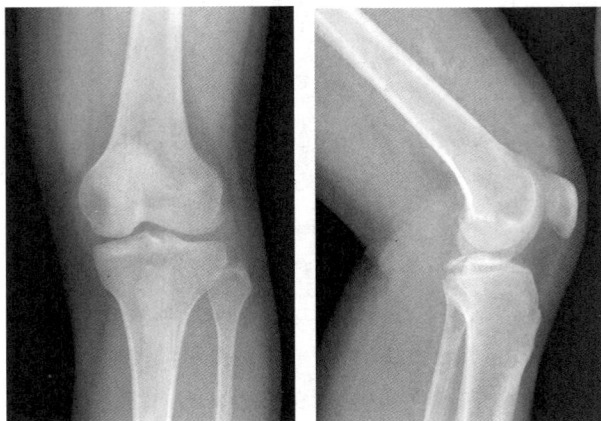

正位　　　　　　　　　侧位

图 3-1-38　初诊时 X 线片

[**中医诊断**] 胫骨平台骨折（气滞血瘀证）。

[**西医诊断**] 左胫骨平台骨折。

[**治则**] 接骨续筋，活血消肿。

[**治法**]

（1）外治疗法：予消肿膏外敷，超膝关节夹板固定。

（2）内服处方：予内服刘氏正骨丹Ⅰ号。

[**二诊**] 2022 年 9 月 22 日。左胫骨平台骨折保守治疗 1 个月。

[**体格检查**] 左膝关节外固定在位，局部轻压痛，左膝关节活动不利，左足背动脉搏动存在，末梢血运尚可，皮肤感觉正常。舌暗红，苔薄白，脉弦涩。

[**影像检查**] X 线检查可见左胫骨平台后缘骨折（图 3-1-39）。

[**治法**]

（1）外治疗法：继续支具外固定治疗。

（2）内服处方：口服刘氏正骨丹Ⅱ号。

（3）嘱患者避免患肢负重，门诊随诊。

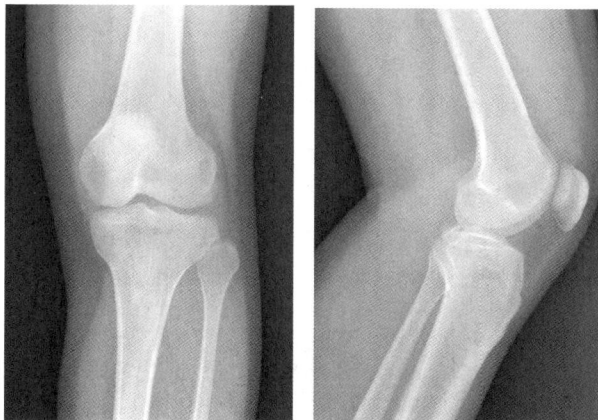

正位　　　　　　　　　　　　　　侧位

图 3-1-39　二诊时复查 X 线片

[**三诊**] 2022 年 10 月 26 日。左胫骨平台骨折保守治疗 2 个月余。

[**体格检查**] 左膝关节外固定在位，局部无压痛，左膝关节活动不利，左足背动脉搏动存在，末梢血运可，皮肤感觉正常。舌红，苔白，脉弦。

[**影像检查**] MRI 检查：左胫骨平台后缘骨折（图 3-1-40）。

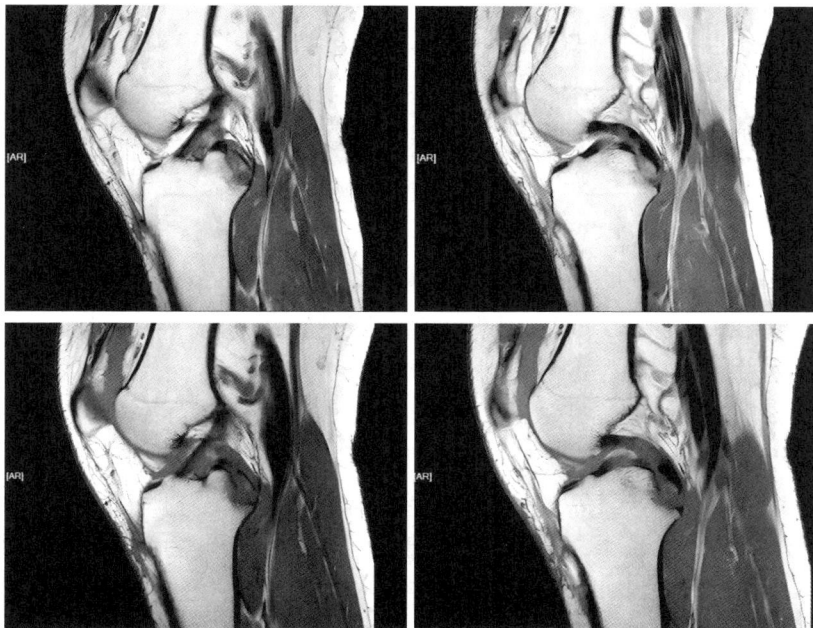

图 3-1-40　三诊时 MRI 检查

［治法］

（1）外治疗法：拆除支具外固定，外用和伤散。

（2）嘱患者膝关节屈伸锻炼，门诊随诊。

［四诊］2022 年 11 月 28 日。左胫骨平台骨折保守治疗 3 个月余。

［体格检查］左膝关节局部无明显压痛，左膝关节活动范围 0°~100°，左足背动脉搏动存在，末梢血运尚可，皮肤感觉正常。

［影像检查］MRI 检查：左胫骨平台后缘骨折（图 3-1-41）。

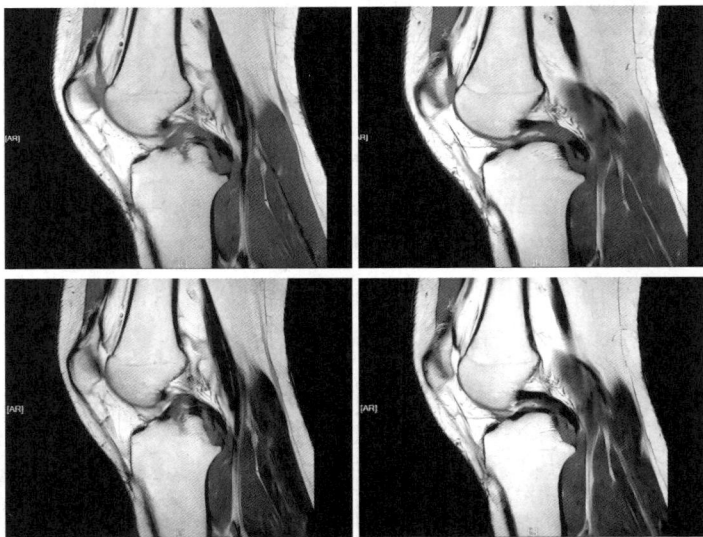

图 3-1-41　四诊时 MRI 检查

［治法］

（1）嘱患者患肢负重行走。

（2）指导患者训练股四头肌力量和锻炼膝关节活动度。

［编者按］

（1）胫骨平台骨折是膝部关节内骨折，通常由内、外翻暴力撞击或坠落造成的压缩暴力导致。胫骨平台是膝关节的重要负荷结构，损伤类型复杂，骨折后如不及时处理和治疗，将对膝关节功能产生很大影响，早期应注意是否合并骨筋膜室综合征。在治疗方法上，目前多趋向于手术治疗，以恢复胫骨平台的形态和功能，为此，学术界将其划分为内侧柱、外侧柱、后侧柱，合称"膝关节三柱"，同时兼顾骨折后侧壁的完整性。切开复位时既要尽可能恢复关节面的平整（复位、植骨和排钉技术）、支撑柱的稳定（Buttress 钢板），又要兼顾干骺端的力线（防止内翻、外翻、过伸、过屈）。损伤的半月板尽可能修复和保留，韧带需做必要修复。稳定固定是必要的，术后患者需要系统康复训练来促进关节功能恢复，减少并发症的发生。除了手术治疗，预防措施也很关键，特别是老年人应加强骨质疏松症的预防，以减少胫骨平台骨折的风险。

（2）蔡建平教授认为胫骨平台骨折的治疗原则是良好复位、有效稳妥地固定、允许早期功能锻炼。对于骨折塌陷＜3mm或移位＜5mm者，可选择保守治疗外固定；对于骨折移位较大，即骨折塌陷>3mm或移位>5mm者，则应该选择切开复位内固定。根据骨折部位及类型结合骨折的受伤机制采用不同的手术固定方式，压力侧的有力支撑对骨折稳定性有重要作用。良好的复位是治疗胫骨平台骨折的基础，而复位前则必须明确骨折的类型和移位的机制，强调复位手法运用的技巧，并在手法整复后结合刘氏骨伤特色纸质铅丝夹板固定，使骨折移位纠正后得到合理、有效地固定。早期非负重性积极功能锻炼与骨折治疗同等重要，这是日后功能恢复的关键。早期积极的功能练习，通过关节主动与被动屈伸的应力刺激，促进关节面不平处的血肿机化，逐渐转化为骨组织和纤维软骨，甚至可能转化为透明软骨，有利于关节面愈合，从而磨造关节成型，适应关节的正常生理功能，减少创伤性关节炎的发生。

（3）胫骨平台后缘骨折常伴有韧带、半月板、关节周围软组织的损伤及关节腔积液、积血。由于胫骨平台后缘骨折是后交叉韧带过度牵拉造成的，这类患者都伴有不同程度的后交叉韧带损伤。MRI图像上可以判断韧带、半月板损伤的部位和严重程度。MRI检查对骨髓、软组织有较高的分辨率，具有无创伤，可多序列、多层面成像的优点。PDW-FS序列可准确地判断胫骨平台后缘骨折的部位、走行方向、范围及有无移位，可在诊断隐匿性骨折的同时显示半月板、韧带、关节周围软组织的损伤与关节积液等改变，为临床医生选择治疗方案提供可靠的信息。

验案2 夏某，女，48岁。

［初诊］2022年1月5日。

［主诉］摔伤致右膝肿痛畸形1小时。

［现病史］患者1小时前因地滑不慎跌伤右膝，当即右膝关节剧痛，不能站立及行走，急送我院就诊。

［体格检查］右膝关节呈半屈曲状，不能伸直，局部压痛，于右股骨外髁外侧可触及向外上方脱位的髌骨，右膝关节主动及被动伸屈活动均明显受限，足背动脉可扪及，足趾感觉、血运未见异常。舌淡红，苔薄白，脉弦数。

［影像检查］X线检查：右髌骨脱离股骨滑车部，明显向外脱位。右髌骨未见明显骨折征象（图3-1-42）。

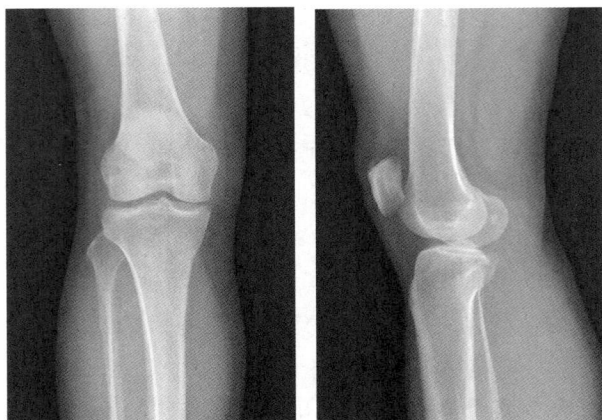

正位　　　　　　　　　　　　　　侧位

图 3-1-42　初诊时 X 线片

[**中医诊断**]髌骨脱位（血瘀气滞证）。

[**西医诊断**]右髌骨脱位。

[**治则**]接骨续筋，消肿止痛。

[**治法**]手法复位联合"消肿膏"贴敷和夹板固定。

（1）手法复位：一助手固定大腿部，另一助手持踝关节，将膝关节屈曲，使筋肉松弛。施术者双手由外侧持膝，两拇指推压脱位的髌骨内缘，使髌骨更向外翻（即扩大畸形），以松解嵌顿。此时嘱牵踝关节的助手将膝关节伸直，同时施术者推挤髌骨的外缘，当触及"格得"入臼感后，患者疼痛大减，即得复位。复查 X 线示右髌骨在位（图 3-1-43）。

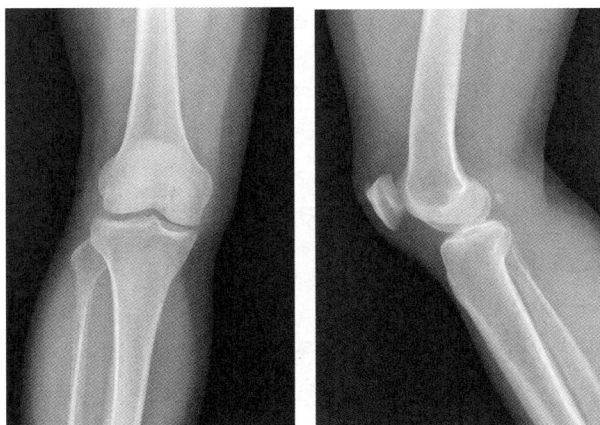

正位　　　　　　　　　　　　　　侧位

图 3-1-43　髌骨脱位复位后 X 线片

（2）固定方法：右膝外敷"消肿膏"后，用长腿夹板固定右膝关节于伸直位，制动1周（图3-1-44）。

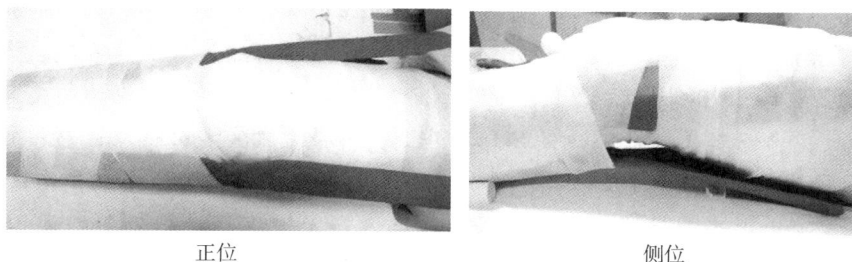

正位　　　　　　　　　　　　　　　　　侧位

图3-1-44　髌骨脱位复位后夹板固定

（3）注意事项：①指导患者足踝屈伸活动，改善血液流通，减轻肿胀。②嘱患者注意肿胀变化、疼痛变化、足趾感觉变化，防止血运异常。嘱患者1周后复诊。

［二诊］2024年1月10日。

［体格检查］右膝肿胀不明显，足踝关节屈伸活动可，血运、感觉正常。

［影像检查］X线检查：右膝髌骨在位良好（图3-1-45）。

［治法］拆除夹板，患处予消肿膏外敷，嘱患者锻炼膝关节功能。

3个月后电话随访，患者告知右膝活动自如，日常生活、劳作等无影响，无明显疼痛症状。

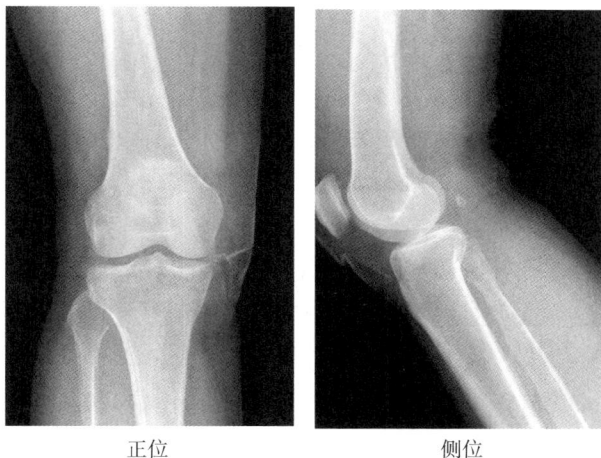

正位　　　　　　　　　　　　　　　　　侧位

图3-1-45　二诊时复查X线片

［编者按］

（1）本案患者因外伤导致髌骨脱位。髌骨脱位后，如膝关节在屈曲位固定时间过长，可能使损伤的半月板、脂肪垫、关节面紧密粘连，膝关节后关节囊挛缩，导致膝关节功能障碍，特别是限制膝关节伸直活动更易发生，因此蔡建平教授主张伸直位固定髌骨脱位患者。中医辨证用药，应用和伤散熏、蒸、洗，能促进骨折愈合，减少膝关节粘连，提高功效。

（2）蔡建平教授认为髌骨脱位的发生，主要是髌骨的静力和动力平衡系统被破坏所致，内侧髌骨韧带松弛或断裂、外侧支持带挛缩、股外侧肌牵拉，可从筋的角度进行思考。胫骨结节外偏、膝关节外翻或过伸畸形、股骨或胫骨旋转畸形，这是从骨的角度进行思考。影响髌骨脱位的各种因素既相对独立，又相互影响。韧带、肌腱与骨的结合部即筋的结聚点，是肌肉牵拉关节运动的应力集中点，筋与骨可通过结聚点相互联系和影响。临床可从筋骨之间的结聚点入手治疗，达到平衡软组织张力、恢复膝部筋骨力学平衡的目的。对于急性创伤性髌骨脱位，只需手法复位，临时固定，待筋的强度自行恢复即可。但对于复发性髌骨脱位，则需手术治疗，将髌骨周围的韧带做内侧紧缩缝合、外侧松解，否则髌骨在轻微外力的作用下还会再次出现脱位。

（3）人群中较为常见的髌骨脱位有急性创伤性髌骨脱位、复发性髌骨脱位以及先天性髌骨脱位。髌骨脱位后自行复位者，患膝仅有疼痛和肿胀等症状，容易被误诊为半月板损伤或膝关节滑膜炎等疾病，医者应司外揣内、见微知著，通过详细询问病史和体格检查等明确诊断。

（六）足踝部病证

验案1 奚某，男，41岁。

[初诊] 2023年9月7日。

[主诉] 外伤致右踝关节肿痛，活动受限2小时。

[现病史] 患者2小时前平地行走时不慎扭伤右踝，当即感到右踝关节肿痛、活动受限，至我院门诊就诊。

[体格检查] 右外踝肿胀明显，局部压痛，可扪及骨擦感，右踝关节主、被动活动受限，右足趾感觉、血运及活动未见异常。舌淡红，苔薄白，脉弦数。

[影像检查] X线检查提示右外踝骨折（图3-1-46）。

[中医诊断] 踝关节骨折（血瘀气滞证）。

[西医诊断] 右外踝骨折。

[治则] 接骨续筋，消肿止痛。

[治法] 手法复位联合贴敷和夹板塑形（或石膏）外固定。

（1）夹板塑形（或石膏）外固定：准备踝关节"L"形夹板1块，直行夹板2块，以健侧为模型，塑形成屈曲90°。

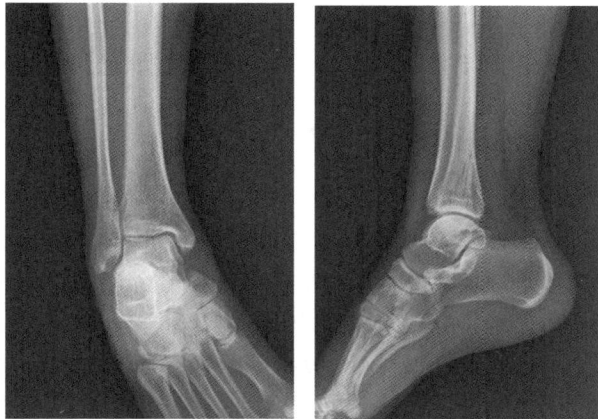

正位　　　　　　　　　　　　侧位

图 3-1-46　初诊时 X 线片

（2）手法复位：患者取仰卧位或坐位，施术者位于患肢足部，两手分别握住患足背、足跟纵向牵引，助手双手紧握患肢小腿近端对抗，在持续牵引下逆损伤机制轻度内旋、内翻完成复位。

（3）绷带包扎方法：①夹板固定法：完成复位后，缓慢适当将踝关节置于中立位。局部贴敷"消肿膏"，保持患侧踝关节中立位固定，棉垫置于内、外踝骨突处，以免形成皮肤压疮。备用直行夹板 2 块置于踝关节内、外侧，踝关节"L"形夹板 1 块置于踝关节后侧，绑带包扎固定。②石膏固定法：完成复位后，缓慢适当将踝关节置于中立位。石膏托置于踝关节后侧，绑带包扎固定。固定后应注意观察患肢血运和足趾感觉、活动情况，及时调节松紧度，尽早开始患肢足趾、膝关节康复运动。踝关节骨折治疗后 X 线片见图 3-1-47。

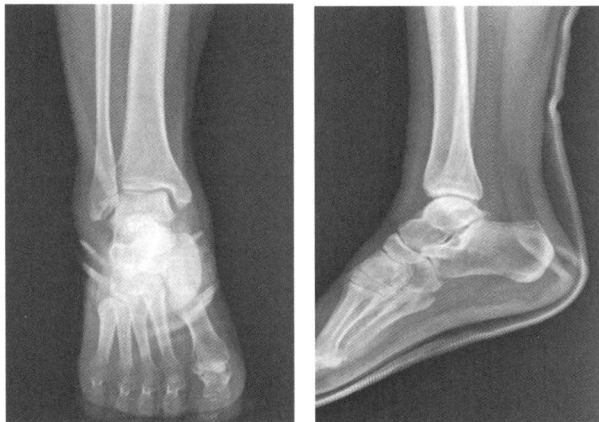

正位　　　　　　　　　　　　侧位

图 3-1-47　踝关节骨折治疗后 X 线片

（4）内服处方：桃仁、熟地黄、红花、丹参、补骨脂、骨碎补、川芎、当归、桑枝、芍药各10g，三七粉（冲）2g，加水煎煮后取药液400ml，早、晚各服用200ml，连服1周。

［二诊］2023年9月21日。

［体格检查］右踝关节肿胀有所缓解，局部皮下瘀紫，右踝外观无畸形，右足趾感觉、血运及活动未见异常。舌淡红，苔薄白，脉弦。

［治法］观察局部肿胀情况及末梢血运情况，在维持牵引复位下，更换消肿膏，继续夹板外固定，绑带包扎注意事项同前。复查踝关节正、侧位X线片，明确骨折对位情况（图3-1-48）。继续做患肢足趾、膝关节康复运动。

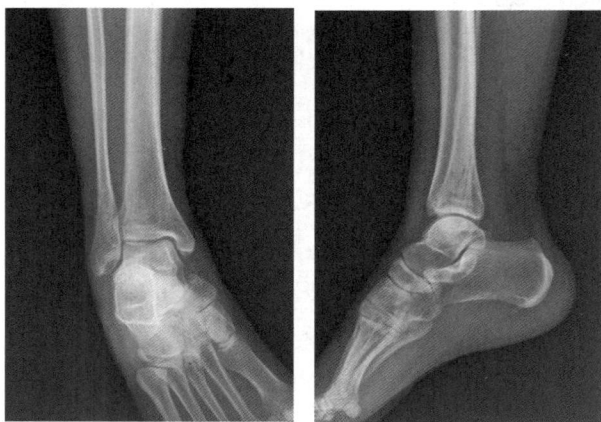

正位　　　　　　　　　　　　　侧位

图3-1-48　二诊复查踝关节X线片

［三诊］2023年10月21日。

［体格检查］右踝关节肿胀明显缓解，局部皮下瘀紫，踝关节外观无畸形，在保护下屈伸踝关节无异常，局部疼痛不明显，右足趾感觉、血运及活动未见异常。舌淡红，苔薄，脉弦。

［影像检查］复查X线提示骨折对位情况良好，骨折线模糊（图3-1-49）。

［治法］拆除夹板外固定。用本院特色自制制剂和伤散外用熏洗，继续做患肢足趾、膝关节康复运动，逐步进行踝关节屈伸功能康复训练。

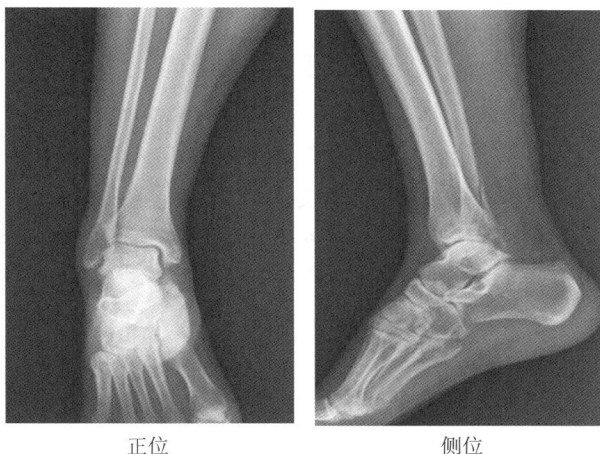

正位　　　　　　　　　　　侧位

图 3-1-49　三诊复查踝关节 X 线片

[编者按]

（1）踝关节骨折是常见的下肢骨折，是多种因素导致距骨、胫腓骨下端发生翻转，踝部扭伤。踝关节骨折临床表现为踝关节肿痛，踝关节主、被动活动受限，骨折移位明显时可伴有踝关节脱位，应注意是否有血管、神经损伤的有关症状及体征。一般普通的 X 线片即可明确诊断。本病主要需与第五跖骨结节骨折相鉴别。

（2）踝关节骨折的分型：参照 Lauge-Hansen 分类系统，将踝关节骨折分为旋后外旋型、旋前外旋型、旋后内收型、旋前外展型。

（3）踝关节骨折的特色复位手法：蔡建平教授强调踝关节骨折手法复位时应遵循逆损伤机制的原则，以牵引为先，纠正短缩移位，并根据患者的损伤机制，纠正旋转移位，操作时两手大鱼际置于内、外踝处挤压，纠正侧方移位及下胫腓关节分离移位。强调复位前仔细阅片，详细了解骨折类型及移位方向，复位手法、施力方向符合"逆损失机制"的总体原则。因踝关节骨折属于关节内固定，对于骨折移位明显且复位困难和复位后骨折明显不稳定者应选择手术治疗，避免多次暴力复位加重损伤。

（4）踝关节骨折的特色固定方法：蔡建平教授在踝关节骨折夹板固定方面亦有其心得方法，固定时，在助手维持牵引下，按照内侧、外侧、后侧次序安放夹板并用绷带包扎固定。对于旋后内收型踝关节骨折，内侧夹板下方加压垫；对于旋前外展型踝关节骨折，外侧夹板下方加压垫。先固定内侧、外侧夹板纠正侧方移位及内、外翻移位，最后放置后侧"L"形夹板完成固定。绑带包扎时需"8"字捆绑固定，可有效保持踝关节中立位，且避免对踝关节前方肌腱、血管、神经的压迫。

（5）本院特色踝关节外固定夹板：我院设计的踝关节"丁"字形夹板，具有良好的解剖外形及塑形能力，固定服帖，配合直行夹板固定，能有效防止旋转。

（6）强调"筋骨并重"的治疗原则：在骨折的治疗康复过程中，主张在损伤急性期注意保护软组织，外敷消肿膏积极消肿，促进骨与韧带损伤的修复，适当功能锻炼与夹板固定相结合，维持关节稳定；在恢复期指导患者早期进行踝关节主、被动屈伸运动，动静结合康复锻炼，有助于减少术后并发症、减轻疼痛，促进踝关节功能恢复。

验案2 张某，女，41岁。

［初诊］2023年10月18日。

［主诉］外伤致左足跟肿痛，活动受限4小时。

［现病史］患者4小时前自1.5m高处跳下，左足跟着地，当即感到左足跟肿痛，活动受限，至我院门诊就诊。

［体格检查］左足跟肿胀明显，局部压痛，可扪及骨擦感，左足主、被动活动有所受限，左足趾感觉、血运及活动未见异常。舌淡红，苔薄白，脉弦数。

［影像检查］X线及CT检查提示左跟骨骨折（图3-1-50）。

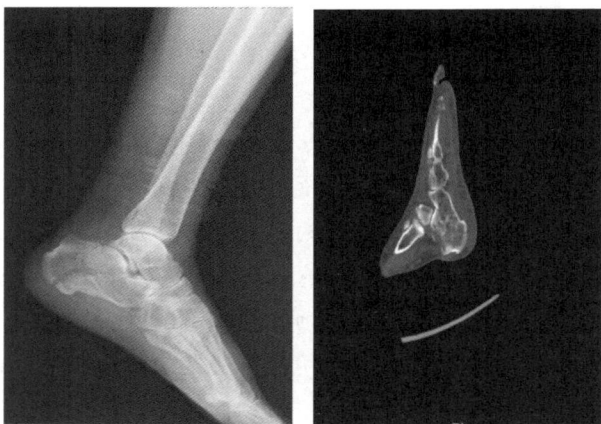

X线片　　　　　　　　　　CT摄片

图3-1-50　跟骨骨折治疗前X线片及CT摄片

［中医诊断］跟骨骨折（血瘀气滞证）。

［西医诊断］左跟骨骨折。

［治则］接骨续筋，消肿止痛。

［治法］手法复位联合贴敷和石膏外固定（图3-1-51）。

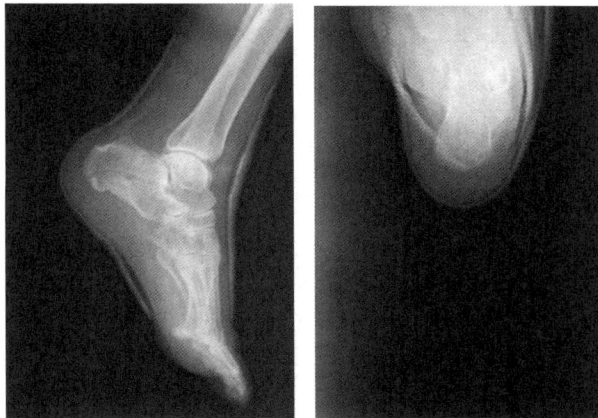

X 线片　　　　　　　　　　CT 摄片

图 3-1-51　跟骨骨折治疗后 X 线片及 CT 摄片

（1）石膏 2 卷备用。

（2）手法复位：患者取仰卧位或坐位，施术者位于患肢足部，先两手大鱼际分别握住患侧足跟内、外侧，挤压纠正跟骨增宽移位及侧方移位，再将患足置于跖屈位，放松跟腱对于跟骨结节的牵拉作用，施术者两手大鱼际夹持跟骨结节对抗跟腱牵引跟骨结节，恢复跟骨的高度，完成复位。

（3）绷带包扎方法：完成复位后，维持患肢踝关节 30° 跖屈位。U 型石膏绕足跟两侧及足底，塑形后绑带包扎固定。固定后应注意观察患肢血运和足趾感觉、活动情况，及时调节石膏松紧度，尽早开始活动患肢足趾、膝关节。

（4）内服处方：桃仁、熟地黄、红花、丹参、补骨脂、骨碎补、川芎、当归、桑枝、芍药各 10g，三七粉（冲）2g。加水煎煮后取药液 400ml，早、晚各服用 200ml，连服 1 周。

［二诊］2023 年 12 月 3 日。

［体格检查］左足跟肿胀明显缓解，局部皮下瘀紫，左足跟外观无畸形，足跟挤压痛不明显，左足趾感觉、血运及活动未见异常。舌淡红，苔薄，脉弦。

［治法］复查 X 线观察骨折断端是否稳定（图 3-1-52），拆除 U 型石膏外固定。用本院特色自制制剂和伤散外用熏洗，继续做患肢足趾、膝关节康复运动，逐步进行踝关节屈伸功能康复训练，并挂拐逐步负重行走。

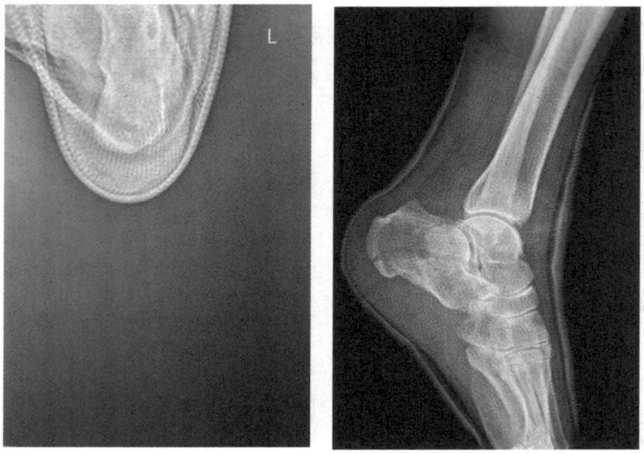

正位 　　　　　　　　　　　　側位

图 3-1-52　二诊时复查 X 线片

[编者按]

（1）跟骨骨折是临床常见骨折之一，且多发于青壮年人群。据临床统计，跟骨骨折大多是从高处坠落，足部着地，足跟遭受垂直撞击所致。粉碎性骨折多由轴向负荷所致，受力来自垂直与旋转的复合剪切力和压缩力。跟骨骨折临床表现为足跟肿痛，足弓塌陷，严重的跟骨骨折可引起足部的骨筋膜室综合征，因此应密切关注末梢血运情况。本病常合并胸腰椎骨折，胸腰椎骨折症状常被跟骨骨折所掩盖，应注意胸腰部的查体，避免漏诊。一般普通的 X 线片即可明确诊断，CT平扫及三维重建对骨折分型及手术有重要的指导意义。本病主要需与踝关节骨折、距骨骨折相鉴别。

（2）跟骨骨折的分型：目前普遍适用的骨折分型为 Sanders 分型。Sanders 分型通过冠状位和轴位 CT 表现反映后距关节面的骨折情况，将跟骨关节内骨折分为 4 种类型，能够清晰地反映距下关节的骨折线走行、骨块数量及位移程度，对于选择治疗方法和评估预后具有重要价值。

（3）跟骨骨折的特色复位手法：蔡建平教授在手法整复跟骨骨折方面有其独到的手法及经验。首先施术者两手大鱼际分别握住患侧足跟内、外侧，挤压纠正跟骨增宽移位及侧方移位，再将患足置于跖屈位，放松跟腱对于跟骨结节的牵拉作用，施术者两手大鱼际夹持跟骨结节对抗跟腱牵引跟骨结节，恢复跟骨的高度，完成复位。

（4）传统手法与手术治疗相结合：蔡建平教授积极探索传统正骨手法与现代手术治疗相结合，用于治疗相对复杂的跟骨骨折，逐渐形成其特色微创手术技术。将上述正骨手法结合经皮撬拨复位，克氏针、空心螺钉内固定手术治疗

Sanders Ⅱ、Sanders Ⅲ型跟骨骨折，具有方法简单、复位精准、风险小、疗效好、费用相对较低的优点，是对传统正骨手法的推广与发展。而对于粉碎性跟骨骨折，应避免多次复位加重损伤，常规切开复位内固定亦是必要的补充治疗方法。

（5）强调"筋骨并重"的治疗原则：由于跟骨局部软组织条件贫瘠，手术切口对周围软组织血供影响较大，出现切口并发症风险较高，因此在跟骨骨折的治疗过程中，蔡建平教授尤其强调保护软组织。主张在损伤急性期保护软组织，外敷消肿膏积极消肿，尽可能选择保守治疗或微创治疗方案，如确实需要行常规切开复位钢板内固定，则在术前应充分消肿，术中应严格保护软组织，避免术后切口并发症的发生。

验案 3 王某，男，57 岁。

［**初诊**］2024 年 2 月 1 日。

［**主诉**］摔伤致左足跟肿痛畸形，活动受限 1 小时。

［**现病史**］患者入院前 1 小时从高处跳下后不慎摔伤，左足跟部着地，当即感到左足跟肿痛，活动受限，不能站立、行走，至我院门诊就诊。

［**体格检查**］左足跟部局部肿胀、压痛，皮肤感觉正常，外周血运尚可。舌暗红，苔薄白，脉弦数。

［**影像检查**］X 线片提示左跟骨骨折（图 3-1-53）。

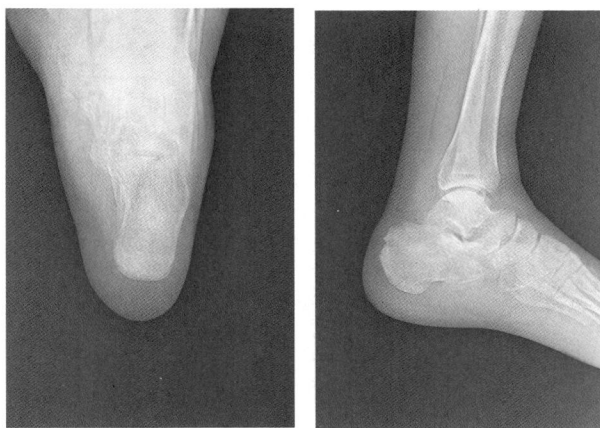

正位　　　　　　　　　　侧位

图 3-1-53　初诊时 X 线片

［**中医诊断**］跟骨骨折（血瘀气滞证）。

［**西医诊断**］左跟骨骨折。

［**治则**］接骨续筋，消肿止痛。

［**治法**］骨折手法复位联合消肿膏外敷和塑形夹板外固定。

（1）手法复位：患者取俯卧位，屈膝90°，助手双手握住患者小腿上段，施术者双手握住患者左足跟部，先沿跟骨纵轴方向进行牵引，以纠正骨折的重叠移位，然后根据骨折块的移位情况，运用挤压、推顶等手法，恢复跟骨的高度、宽度及跟骨结节角，尽量使骨折块复位。复位过程中密切观察患者反应，避免过度复位造成二次损伤。复位后再予以夹板外固定。

（2）内服处方：桃仁、熟地黄、红花、丹参、补骨脂、骨碎补、川芎、当归、桑枝、芍药各10g，三七粉（冲）2g。加水煎煮后取药液400ml，早、晚各服用200ml，连服1周。

（3）功能锻炼：指导患者进行股四头肌等长收缩锻炼，即患者仰卧位，膝关节伸直，绷紧大腿肌肉，持续5秒后放松，每组20次，每日3~4组；同时进行足趾的主动屈伸活动，每次屈伸10次，每日3~4次，以促进血液循环，防止肌肉萎缩及关节粘连。

［**二诊**］2022年5月15日。左跟骨骨折保守治疗3个月。

［**体格检查**］左足跟部局部稍肿胀，局部压痛好转，皮肤感觉正常，外周血运尚可。舌暗红，苔薄白，脉弦细。

［**影像检查**］X线片检查提示左跟骨骨折断端对位可，骨折线模糊，局部骨质密度不均（图3-1-54）。

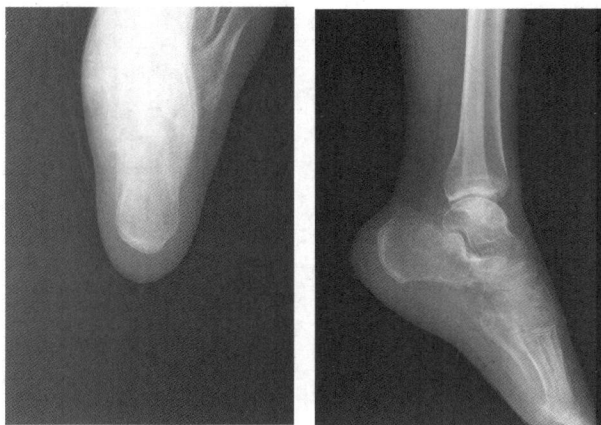

正位　　　　　　　　　　　侧位

图3-1-54　二诊时复查X线片

［**治则**］滋补肝肾，舒筋活络。

［**治法**］

（1）内服治疗：接骨续筋汤加减。当归15g，熟地黄20g，骨碎补15g，杜仲

12g，鸡血藤 20g，川牛膝 20g，乳香 10g，续断 10g，丹参 15g。水煎服，每日 1 剂，分早、晚 2 次温服，连服 14 剂。

（2）功能锻炼：加强踝关节的屈伸、内外翻及旋转活动锻炼，可采用踝关节康复训练器辅助锻炼，逐渐增加活动强度和范围。可进行部分负重行走锻炼，从体重的 1/4 开始，根据耐受情况逐渐增加负重比例，直至完全负重。同时进行平衡训练，如单脚站立、闭目站立等，以提高足部的稳定性和协调性。后期还可以进行提踵练习，增强小腿三头肌力量，进一步恢复足部功能。

［编者按］跟骨骨折多由高处坠落伤导致，暴力强大，常导致跟骨粉碎性骨折，骨折后局部气血瘀滞，经络不通，故出现疼痛、肿胀、活动受限等症状。中医治疗以活血化瘀、消肿止痛、续筋接骨为原则。手法复位可在一定程度上恢复跟骨的解剖结构，为骨折愈合创造有利条件，但对于严重跟骨粉碎性骨折，难以完全达到解剖复位。夹板固定能维持骨折复位后的位置，防止骨折再移位。中药内服，中期用桃红四物汤活血化瘀，中后期用接骨续筋汤促进骨折愈合，诸药合用，标本兼治。本院特色消肿膏外敷治疗，可促进局部血液循环，加速骨折愈合，减轻后遗症。康复锻炼贯穿整个治疗过程，在早期能预防肌肉萎缩和关节粘连，在中期能逐渐增加关节活动度和负重，后期能全面恢复足部功能，与中药治疗相辅相成，共同促进患者康复。通过中医综合治疗，本案患者取得了较好的治疗效果，骨折愈合良好，足部功能恢复满意，体现了中医治疗跟骨骨折的优势和特色。

验案 4 陶某，女，60 岁。

［初诊］2021 年 12 月 31 日。

［主诉］摔伤致左足肿痛、畸形，活动受限 3 小时余。

［现病史］患者 3 小时前平地行走时不慎扭伤，当即感到左足肿痛、活动受限，不能站立、行走，至门诊就诊。

［体格检查］左足部肿胀明显，局部压痛，左足第五跖骨侧可扪及骨擦感，左足趾活动受限，左足趾感觉、血运未见明显异常。舌暗红，苔薄白，脉弦数。

［影像检查］X 线片检查提示左足第五跖骨骨折，骨折断端移位。

［中医诊断］跖骨骨折（血瘀气滞证）。

［西医诊断］左足第五跖骨骨折。

［治则］接骨续筋，消肿止痛。

［治法］骨折手法复位联合消肿膏外敷和石膏托外固定。

（1）手法复位：患者取仰卧位，助手固定其小腿，施术者双手握住患足，先顺势牵引，以纠正骨折断端重叠移位，然后根据骨折移位方向，运用端挤、提按等手法进行复位，再予以石膏托外固定。

（2）身痛逐瘀汤合接骨紫金丹加减：秦艽 10g，川芎 10g，桃仁 10g，红花 6g，甘草 6g，没药 6g，羌活 10g，五灵脂 10g，当归 12g，香附 10g，牛膝 15g，地龙 10g，骨碎补 15g，自然铜（先煎）10g，续断 15g，苏木 10g。水煎服，每日 1 剂，分早、晚 2 次温服，连服 10 剂。

（3）复位后复查 X 线片提示左侧第五跖骨骨折断端错位重叠，可见石膏伪影重叠（图 3-1-55）。

（4）功能锻炼：指导患者进行足趾的主动屈伸活动，以及踝关节的小幅度屈伸、旋转活动，每次 10~15 分钟，每日 3~4 次，促进局部血液循环，减轻肿胀，防止肌肉萎缩。

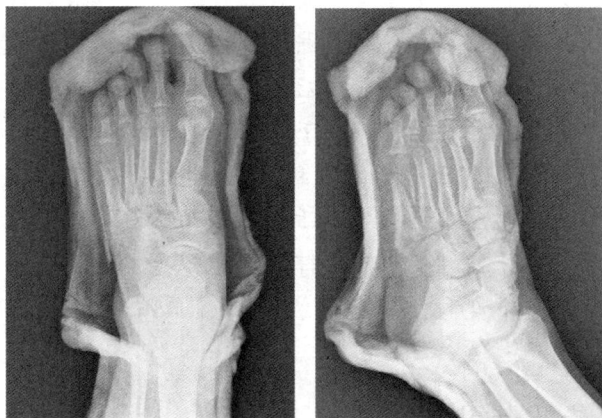

正位　　　　　　　　　　　　侧位

图 3-1-55　石膏固定后 X 线检查

[二诊] 2022 年 1 月 26 日。左足第五跖骨骨折保守治疗 26 天。

[体格检查] 左足部稍肿胀，局部压痛，左足趾活动受限，左足趾感觉、血运未见明显异常。舌暗红，苔薄白，脉弦数。

[影像检查] 复查 X 线片：左侧第五跖骨骨折断端错位重叠（图 3-1-56）。

[治法]

（1）拆石膏。

（2）内服和营止痛汤：赤芍、当归尾、乌药各 9g，川芎、苏木、陈皮、桃仁、乳香、没药、木通、甘草各 6g，续断 12g。水煎服，服用 2 周。

（3）功能锻炼：嘱患者逐渐增加踝关节和足趾的活动幅度和强度，可进行轻度的足部内外翻活动，并可扶拐不负重行走，根据 X 线复查情况，适当调整负重力量。

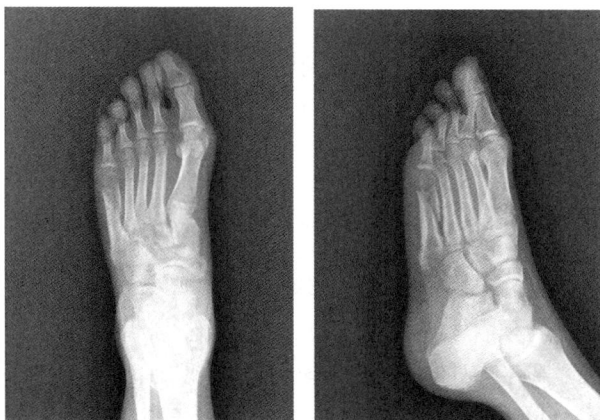

正位　　　　　　　　　　　　　侧位

图 3-1-56　二诊时复查 X 线片

［**三诊**］2022 年 2 月 22 日。左足第五跖骨骨折保守治疗 2 个月。

［**体格检查**］左足部稍肿胀，局部压痛，左足趾活动受限，左足趾感觉、血运未见明显异常。舌质红，苔薄白，脉弦细。

［**影像检查**］X 线片检查提示左侧第五跖骨骨折，左足骨质疏松（图 3-1-57）。

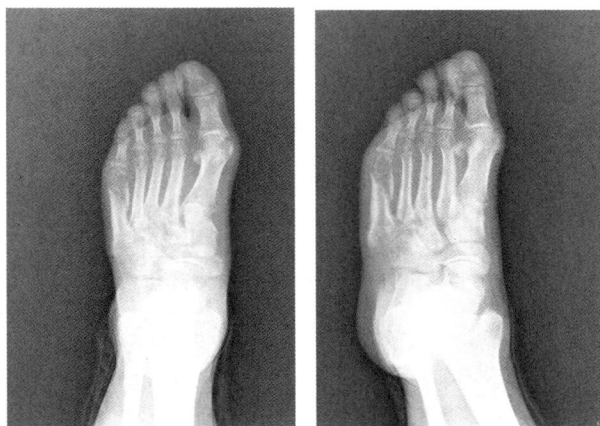

正位　　　　　　　　　　　　　侧位

图 3-1-57　三诊时复查 X 线片

［**治法**］

（1）和营止痛汤：赤芍、当归尾、乌药各 9g，川芎、苏木、陈皮、桃仁、乳香、没药、木通、甘草各 6g，续断 12g。水煎服，服用 2 周。

（2）嘱患者逐渐增加踝关节和足趾的活动幅度和强度，可进行足部内外翻活动，并可扶拐负重行走，根据 X 线复查情况，适时加大负重力量。

［四诊］2022 年 4 月 10 日。左足第五跖骨骨折保守治疗 4 个月余。

［体格检查］左足部稍肿胀，局部无明显压痛，左足趾活动度可，左足趾感觉、血运未见明显异常。舌质红，苔薄白，脉沉细。

［影像检查］X 线片检查提示左侧第五跖骨骨折，左足骨质疏松（图 3-1-58）。

［治则］补肝肾，强筋骨，调养气血。

［治法］

（1）八珍汤加减：党参 9g，白术 30g，炙甘草 5g，熟地黄 30g，白芍 10g，当归 30g，川芎 9g，骨碎补、桑寄生 15g。水煎服，服用 2 周。

（2）功能锻炼：嘱患者加强足部的全面功能锻炼，包括足部的负重行走、踮脚尖、下蹲等练习，同时配合平衡训练，以恢复足部正常的活动范围和力量，提高行走的稳定性和协调性。

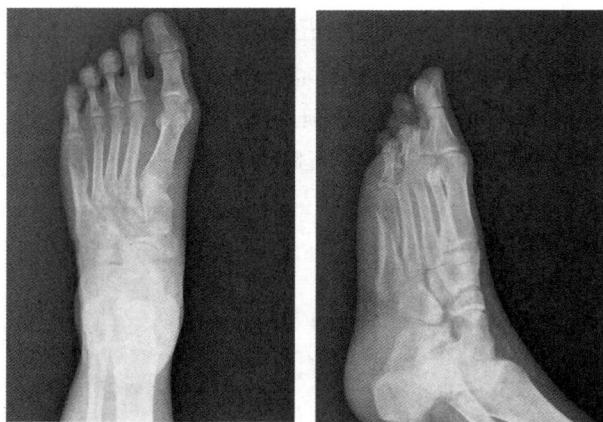

正位　　　　　　　　　　　　　　侧位

图 3-1-58　四诊时复查 X 线片

［编者按］足部跖骨骨折是一种比较常见的骨折类型，通常是因重物打击足背、内翻扭伤、碾压足部等因素引起，主要表现为骨折部位疼痛、肿胀、畸形等，经 X 线进行检查、诊断对患者的预后有重要价值。跖骨骨折有两种病因：一种是直接暴力造成；另一种是积累性劳损导致，如长期直接或间接对某一特定部位造成损伤。在跖骨骨折中，比较常见的是第五跖骨近端骨折。本案患者因扭伤引起。中医学认为骨折初期瘀血凝滞，不通则痛，故以活血化瘀为首要治法，骨碎补、自然铜、续断等药物具有接骨续筋之效，能促进骨折愈合。石膏外固定能维持骨折断端的稳定，消肿膏可以通过皮肤渗透发挥消肿止痛作用。康复锻炼贯穿治疗始终，早期活动可避免关节僵硬和肌肉萎缩，中后期逐渐增加负重和活动强度，能刺激骨痂生长，促进骨折愈合和功能重建。通过中医综合治疗，本案患者骨折

部位顺利愈合，足部功能得到良好恢复，体现了中医治疗骨折的独特优势和良好疗效。

二、退行性疾病

（一）骨错缝，筋出槽

验案 1 刘某，男，27 岁。

［初诊］2022 年 8 月 7 日。

［主诉］颈痛，活动受限 1 天。

［现病史］患者 1 天前背对吹空调后，晨起时突觉颈部疼痛，项背僵硬沉重，如负重物，转动及仰伸、俯视均感困难。伴随头枕部冷痛，痛感如针刺，颈项部肌肉紧张，按之硬如铁板，局部畏寒，得温则舒。微恶风寒，发热，无汗，鼻塞，流清涕，舌苔薄白，脉浮紧。

［体格检查］头颈歪斜，颈项部肌肉紧张，颈部活动受限，枕部、颈部及双侧肩部均有压痛，尤以左侧明显，屈颈试验、旋颈试验均阳性，椎间孔挤压试验因患者疼痛无法配合完成，双上肢肌力、肌张力均正常，双侧霍夫曼征阴性。舌淡红，苔薄白，脉浮紧。

［影像检查］颈椎正、侧位 X 线片提示颈椎生理曲度变直。

［中医诊断］落枕（风寒痹阻证）。

［治则］散寒通络，活血止痛。

［治法］

（1）取阿是穴、肩井、肩中俞、大杼等穴局部艾灸 15 分钟。

（2）予颈椎牵引 20 分钟，同时在牵引状态下采取"刘氏骨伤"三指按摩手法治疗，松解并定点旋脊正骨，连续治疗 5 次，每日 1 次。操作如下：牵引状态下沿手、足太阳经在颈、肩、背部循行路线依次放松肌肉，点压阿是穴、肩井、肩中俞、大杼等穴，然后依次触诊棘突及横突，了解颈椎序列关系及小关节错缝情况，手摸心会，分别托住患者下颌部及枕部，以异常触痛的错缝关节处为中心，向右侧或左侧旋转头部，逐渐纠正脊柱排列紊乱，恢复脊柱力学平衡。

（3）葛根汤加减：葛根 30g，桂枝 10g，麻黄 10g，炒白芍 10g，炒桑枝 10g，片姜黄 10g，炒甘草 6g，生姜 5 片，大枣 3 枚。5 剂，水煎分早、晚 2 次饭后温服，每日 1 剂。

［二诊］2022 年 8 月 12 日。患者左侧颈项部转动较前明显好转，左臂运动灵活，现微畏风寒，易汗出，舌质淡红，苔薄白，脉浮缓。

［治法］守上方，去麻黄，加羌活 10g，继服 5 剂。并继续结合颈椎牵引、

"刘氏骨伤"三指按摩手法理筋通络止痛。

本案患者经中药治疗及配合理疗，随访1周告知已无恶寒、背冷等症状，且左侧颈项部及肩、臂痛症状消失，运动自如，疾病痊愈。

[编者按] 落枕主要伤及的肌肉有胸锁乳突肌、斜方肌、大小菱形肌及肩胛提肌等。中医学对本病的认识较早，起初本病叫作"失枕"，源于《素问·骨空论篇》："失枕在肩上横骨间，折使揄臂齐肘正，灸脊中。"《伤科汇纂·旋台骨》论"有因挫闪及失枕而颈强痛者"。《证治准神·杂病》认为"颈痛非风邪，既是气挫，亦有落枕而痛者"。落枕的病因主要有以下三个方面：一是睡姿不良，伤其颈筋；二是风寒浸淫；三是肝肾亏虚，复感外邪。本案患者属外感风寒之邪，风袭阳位，寒主收引，颈部气血凝滞，导致头项强直，不能活动。其不能屈伸者，多与督脉和手、足太阳经有关；颈痛及肩，颈项强直、侧弯，且向患侧倾斜者，多与督脉和手、足少阳经有关。遂取阿是穴、肩井、肩中俞、大杼等穴以散寒通络、活血化瘀。其中肩井穴属足少阳胆经，是手少阳、足少阳、阳维脉之交会穴，具有活络止痛、疏调气血之功效。《针灸甲乙经》中说："肩背痹痛，臂不举，寒热凄索，肩井主之。"肩中俞属手太阳小肠经，位于颈项部，具有解表宣肺之功，与肩井穴配合发挥止痛效果。大杼是足太阳膀胱经代表穴之一，为八会穴之骨会，具有强筋骨、通经络、调气血之功效。阿是穴有活血止痛、祛邪通络之功效，可宣散局部气血，从而"通而不痛"。因此，通过推拿手法结合艾灸治疗可发挥解表祛寒、活血通络、理筋止痛功效，同时结合中药内服治疗。因患者无明显汗出恶风，根据张仲景在《伤寒论》中提到"太阳病，项背强几几，无汗，恶风者，葛根汤主之"，遂运用葛根汤治疗本病。其中，葛根可以通经活络，是治疗肩颈部气血不通的首选药。麻黄、桂枝和生姜可以发散风寒、利水消肿、助阳化气、温通经脉，让气血运行通畅。白芍可以柔肝止痛、收敛阴液，防止发散的药物太多损伤阴血，而且可以活血养血，让气血运行更通畅。炒桑枝及片姜黄祛风通络、活血止痛，炒甘草和大枣可以健脾补胃，辅助白芍补养阴血，帮助身体升发阳气，祛除风寒湿气。诸药合用，收获良效。

二诊时患者症状好转，效不更方。因患者微畏风寒，易汗出，遂去麻黄减少发汗力量，加一味羌活作为引经药入太阳经，方证相应，巩固疗效。同时继续予牵引恢复颈椎生物力学曲度，再配合正骨手法以理筋、正骨、调衡，改善预后。

验案2 王某，男，23岁。

[初诊] 2016年10月11日。

[主诉] 颈项疼痛，活动欠利2周。

［**现病史**］患者2周前起床后出现颈部疼痛，活动不利，伴有头晕、恶心等症状。曾至当地医院骨伤科就诊，查颈椎开口位、正位、侧位片示：颈椎生理曲度变直，齿状突与两侧块间距左侧较右侧增宽，第五、第六颈椎双侧钩椎关节增生，颈椎退变。予颈椎牵引、塞来昔布胶囊及乙哌立松片等药物口服治疗，治疗后症状有所好转。2天前，患者因冷风刺激，上述症状明显加重，现出现眼眶胀痛、眩晕、呕吐等症状，遂至我院就诊。

［**体格检查**］颈项部肌肉紧张，$C_1 \sim C_2$ 棘突右侧压痛，颈部左右旋转及屈伸活动受限，活动颈椎可使疼痛加重，颈椎后伸状态下左右旋转时眩晕加剧。舌质淡，苔薄白，脉弦紧。

［**影像检查**］颈椎正位、侧位、开口位片：颈椎生理曲度变直，齿状突与两侧块间距左侧较右侧增宽，第五、第六颈椎双侧钩椎关节增生，颈椎退变。

［**中医诊断**］项痹病（风寒阻络证）。

［**西医诊断**］寰枢关节半脱位，椎动脉型颈椎病。

［**治则**］散寒通络，祛风除湿。

［**治法**］

（1）颈椎牵引结合"刘氏骨伤"三指按摩手法治疗：予颈椎牵引20分钟，然后在维持牵引状态下，采用"刘氏骨伤"三指按摩手法循足太阳膀胱经依次放松枕部、颈部、肩背部肌肉和筋膜，点按风池、风府、肩井、大杼、阿是穴，待肌肉痉挛缓解后托颈后仰，旋转整脊正骨以纠正关节错位，最后予消肿膏外敷以行气止痛。隔日1次，连续治疗5次。

（2）葛根汤加减：葛根30g，桂枝10g，麻黄10g，炒白芍10g，白芷10g，法半夏10g，茯苓15g，白术10g，片姜黄10g，炒甘草6g，生姜5片，大枣3枚。7剂，水煎分早、晚2次饭后温服，每日1剂。

［**二诊**］2016年10月18日。患者颈项疼痛较前已明显减轻，但自觉枕颈部酸胀，活动度尚可，头晕、恶心症状减轻，夜寐欠佳，舌淡红，苔薄白，脉弦涩。

［**治法**］上守方，加茯神10g、酸枣仁15g、当归15g、川芎10g、延胡索20g。继服7剂。并继续颈椎牵引、"刘氏骨伤"三指按摩手法以改善预后。

患者又诊治1周后，已无头晕症状，眼眶胀痛症状亦明显减轻，颈部活动自如，嘱患者加强功能锻炼，注意正确姿势，预防复发。

［**编者按**］寰枢关节半脱位是西医学诊断，中医学中虽未见此病名，但《黄帝内经》中称之为"柱骨"，究其病因及临床表现，属于中医学的"骨错缝""筋节伤"范畴。《医宗金鉴·正骨心法要旨》中说："或跌仆闪失，以致骨缝开错，气血郁滞，为肿为痛。"其病因可分为外因和内因。外因主要为急性外伤、闪挫导

致筋骨失去正常生理解剖对合关系，或者外感六淫邪气侵袭机体，并注于骨节、筋脉、肌肉之间，使经脉气血运行不畅，不通则痛；内因主要是因为劳损或肝肾亏虚等造成气血亏虚，筋脉失去濡养，不能约束骨骼以利机关。蔡建平教授认为寰枢关节半脱位的病机关键在于筋的张力失衡限制关节自动复位，其本在筋，治疗时以理筋为主。以理筋、正骨、气血调护为大法，临床施术首先予颈椎牵引以牵伸枕下肌肉、筋膜，舒展短缩之筋，然后辅以松解手法理筋通络，待肌肉痉挛缓解后再加以端坐位旋转扳法正骨纠正关节错位。最后局部外敷消肿膏、内服中药以调理气血、荣筋强骨，改善预后。消肿膏为"刘氏骨伤"创制的外敷药物，以清热消肿、行气止痛见长，主治跌打损伤、急性肿痛，适用于软组织损伤和骨折、脱位整复后导致的肿痛。临床运用，疗效满意。中药内服方以葛根汤加减。葛根汤出自东汉名医张仲景《伤寒论》中，原文提及"太阳病，项背强几几，无汗，恶风，葛根汤主之"。用于外感风寒，营卫不和，筋脉失于濡养所引起的项背部拘挛疼痛、颈项强直、屈伸不利等，具有发汗解肌、散寒通络、生津舒筋的功效。葛根汤善治足太阳膀胱经气血通行不利、筋脉失养之证。其中葛根解肌邪、生津通络，善治项背强痛；辅以麻黄、桂枝疏散风寒、发汗解表；芍药、甘草生津养液、缓急止痛；白芷增强止痛功效；法半夏燥湿化痰、降逆止呕，配白术、茯苓健脾化痰祛湿；姜黄协助葛根止项背痛；生姜、大枣调和脾胃，鼓舞脾胃生发之气。诸药共奏发汗解表、生津舒筋、祛风通络之功效。

二诊时患者已患病日久，夜寐较差，故加酸枣仁、茯神宁心安神以改善睡眠。患者枕颈部酸胀、脉弦涩，当为气滞血瘀之证，故增加当归、川芎以活血化瘀，加延胡索增强活血、行气止痛。诸药合用，可达祛风解表、活血化瘀、理筋通络之功效。再辅以颈椎牵引、手法整脊以理筋、正骨、调衡，改善预后，预防复发。

验案3 邵某，女，49岁。

[**初诊**] 2019年9月24日。

[**主诉**] 背痛伴胸闷、气短1个月，加重1周。

[**现病史**] 患者1个月前开始出现胸闷、气短，背部牵扯痛不适，疼痛性质为刺痛和胀痛，劳累后症状加重，休息后缓解。患者曾在急诊内科就诊，进行心电图、动态心电图、胸部CT、心脏B超、血常规、C反应蛋白、电解质、心肌四联等检查，均未见明显异常，内科诊断为"神经症"。患者服用"参松养心胶囊"等药物治疗3周，但效果不佳。1周前，患者无明显诱因症状加重，出现胸痛，并伴有失眠、心悸，遂到蔡师专家门诊就诊。

[**体格检查**] 脊柱外观轻度后凸侧弯畸形，C_6~T_5棘突椎旁压痛。舌淡紫，苔

薄白，脉弦细。

［**影像检查**］胸椎正、侧位 X 线片提示：C_6~T_5 棘突偏歪，序列不齐，T_4~T_7 前缘骨质增生，颈胸椎退变。

［**中医诊断**］背痛（血瘀气滞证）。

［**西医诊断**］胸椎小关节紊乱症。

［**治则**］活血化瘀，理气止痛。

［**治法**］采用一松（按摩松解）、二旋（定点旋脊）、三牵（牵引脊柱关节）、四药（局部敷药）、五练（核心肌群训练）等方法消除病因、调和气血、养护筋骨。

（1）运用"刘氏骨伤"三指按摩手法治疗，依次使用一指定点压推手法、二指痛区旋摩手法、三指广泛按擦手法放松上颈段至上胸段脊柱两侧肌肉，重复4~5遍，使受累组织局部气血通调，解除肌肉紧张，使之松弛舒适，疼痛得以缓解乃至消除。

（2）通过临床查体，确认胸椎小关节骨错缝者，在前述按摩松解手法解痉镇痛后，再施以定点旋脊复位手法使错位的胸椎小关节得以纠正，以恢复脊柱力学平衡。

（3）通过有效地软组织按摩松解手法和定点旋脊复位手法，再采用胸腰椎牵引进行综合治疗，通过牵引恢复脊柱力学平衡以及改善软组织炎症粘连症状从而提高疗效。

（4）取局部阿是穴外敷五虎膏（生南星、生草乌、生川乌、木鳖子等，用量等份，共研细末，蜂蜜调匀）以舒筋活络、解痉止痛。

（5）可行平板支撑、小燕飞等腰背部核心肌群肌力训练以稳定躯干、平衡肌张力，巩固疗效。

［**二诊**］2019 年 9 月 29 日。患者稍感胸痛，无胸闷、心悸，睡眠一般。

［**治法**］中药熏蒸治疗。柴胡、郁金、桃仁、红花、川芎、伸筋草、威灵仙、羌活、葛根、甘草各 15g，浸泡后放入中药熏蒸床内加热，当温度 >37℃时，嘱患者仰卧于中药熏蒸床上，暴露后背，患处正对熏蒸孔，熏蒸温度为 40~42℃，时间为 20 分钟。每日 1 次，10 次为 1 个疗程。

后随访 3 个月患者告知未复发。

［**编者按**］此病属中医学"骨错缝"范畴。《黄帝内经灵枢集注》云："椎也，在脊背骨节之交，督脉之所循也。"脊为督脉与足太阳经脉所过之处，经筋所循，络结汇聚，脏腑之维系，运动之枢纽，通过血管、神经与各个脏器紧密相连。凡姿势不良，或突然改变体位，或闪挫、扭旋撞击，伤及腰脊，筋络受损，气滞血

瘀，筋滞节错，导致疼痛剧烈，行动牵掣，筋肉痉挛，筋不在其槽，则不能约束骨骼，骨错缝不正。筋不坚、骨不正，则督脉不循行于脊背骨节之间，使脏腑气血失调出现胸背部疼痛和相应脏腑的证候。有学者称之为椎源性脏腑病。本案患者即表现出胸闷、气短等症状，因此胸椎小关节紊乱的鉴别诊断尤其重要。《医宗金鉴》中记载："或有骨节间微有错落不合缝者，是伤虽平，而气血之流行未畅……唯宜推拿，以通经络气血也。"可见对于骨错缝者，推拿为首选治疗方法。治疗时应先理筋再整复。充分的前期松解是之后顺利完成整复的前提，并直接决定疗效。理筋整复，滑利关节，恢复筋、骨正常解剖位置，同时结合胸腰椎牵引以解痉、改善肌张力，达到骨正筋柔的目的，筋柔则气血调，气血调则脏腑和。最后局部外敷"刘氏骨伤"五虎膏结合功能锻炼以调理气血、通络止痛，改善预后，巩固疗效。

二诊时患者症状已明显改善，为巩固疗效，予中药熏蒸治疗。中药熏蒸方中柴胡、郁金行气止痛；桃仁、红花、川芎活血化瘀；伸筋草、威灵仙祛风湿、舒筋络；羌活、葛根通行太阳经、督脉；甘草调和诸药。以上诸药合用，共奏活血化瘀、舒筋活络之功。中药熏蒸使药物蒸气直接作用于患处，使疼痛部位毛孔打开，中药有效成分渗透至患处从而发挥作用。在药力及温热的刺激下，患处血管扩张，能改善局部血液循环，促进炎性物质的吸收，使背部的深浅层肌肉充分松弛。

验案 4 王某，男，34 岁。

[初诊] 2016 年 9 月 7 日。

[主诉] 腰痛反复发作 2 年，加重 2 周。

[现病史] 患者 2 年前因劳累出现腰部隐痛，酸楚沉重乏力，久坐、久立时加重，反复发作。2 周前因弯腰搬重物时不慎扭伤腰部，继而腰痛，较之前加重，腿、膝酸软无力，背恶寒。曾行针灸、推拿之术，效不佳，疼痛未减轻，遂来蔡师专家门诊就诊。

[体格检查] 脊柱外观轻度侧弯畸形，腰部肌肉紧张，下腰部局部压痛、叩击痛，弯腰、翻身等活动欠利，直腿抬高试验阳性，加强试验阴性。双下肢肌力、感觉及运动正常。舌淡，苔薄白，脉沉弦。

[影像检查] 腰椎正、侧位 X 线片：腰椎生理曲度变直，腰椎各椎体未见明显改变。

[中医诊断] 腰痛（气虚血瘀证）。

[西医诊断] 腰肌劳损。

［治则］活血化瘀，理气通络。

［治法］

（1）中药热敷：采用"刘氏骨伤"温筋通络子母袋痛区热敷，可以促进血管扩张，提高疼痛阈值，增加软组织的延展性，缓解肌肉痉挛。

（2）中药外搽：予"刘氏骨伤"活血通络膏腰部痛区局部外搽或用作手法治疗时的增效药以活血通络、理筋止痛。

（3）健运汤加减：黄芪30g，党参15g，制乳香10g，制没药10g，三棱3g，莪术3g，当归10g，丹参15g，麦冬10g，知母10g，川牛膝15g，狗脊10g，杜仲15g，郁金10g，木香10g。10剂，水煎分早、晚2次饭后温服，每日1剂。嘱患者卧床休息，避风寒及劳累，腰围保护。

［二诊］2016年9月17日。患者连服10剂药后腰痛大减，活动度尚可。予原方继服7剂，病情明显缓解。

随访半年无复发。

［编者按］腰痛是以腰或脊柱旁部位疼痛为主要表现的病证。其发病有急性和慢性之分。急性腰痛，病程较短，腰部多拘急疼痛、刺痛，脊柱两旁常有明显的按压痛；慢性腰痛，病程较长，时作时止，腰部多隐痛或酸痛。《医学衷中参西录》中说："从来治腿疼臂疼者，多责之为风寒湿痹，或血瘀、气滞、痰涎凝滞……余临证以来，知元气素盛之人，得彼病者极少。"由此可知该病的病因病机可概括为肝脾肾亏虚，外感风寒湿邪，内伤瘀血等，导致气血生化无力或气滞血瘀，血虚精亏，脉络不通，或经脉痹阻，腰府失养。病理性质虚实不同，但以虚为多，或本虚标实。凡因寒湿、湿热、瘀血等痹阻腰部，经脉不利，气血运行不畅者属实；因肾之精气亏虚，腰府经脉失养者属虚。实证迁延不愈，邪留伤肾可由实转虚；虚证腰痛，常因肾虚易感外邪而加重，多见本虚标实的错杂证候。本案患者病程较长，平素腰部隐痛，复因外伤加重，正如《黄帝内经》中谓"通则不痛"，此证乃痛则不通也。肝肾虚弱，其脉必细数，今左部沉弦，右部沉牢，其为腰际关节、经络有瘀而不通血气无疑，治以利关节、通经络。蔡建平教授认为腰为肾之府，腰痛则肾脏衰惫，又谓肝主筋、肾主骨，腰痛也是筋骨之病，是以肝肾主之。盖因肝肾亏虚导致腰失所养，筋骨失濡，多用补肝肾之品。但此案患者平素腰部隐痛，以沉重之力为主症，肾之精气亏虚，脉络不通，经脉痹阻，是腰府失养，复因外伤致病，此证腰痛因肝肾虚者少，因气滞血瘀者多，治以"祛瘀"为主，拟用活血化瘀、利关节、通经络之剂，方取《医学衷中参西录》中健运汤内服。书中记载："健运汤，治腿疼、臂疼因气虚者，亦治腰疼。"健运汤中黄芪、党参补中益气健脾，补其元气，以疏通之；当归、乳香、没药、三棱、莪

术等有较好的行气活血化瘀、舒筋活络、消积散结的作用；郁金、木香二药合用既能活血祛瘀，又能行气止痛，可宣散上下一切气滞；地龙疏经通络，加入丹参仿活络效灵丹之义；狗脊、杜仲补肾强筋骨；知母、麦冬滋阴润燥制发散走窜药之温燥；川牛膝引药力直达到腰腿。诸药合用，相辅相成，药切病机，疗效益彰。

二诊时患者诸症得减，故维持原方以巩固疗效。《医林改错·气血合脉说》曰："气管行气，气行则动，血管盛血，静而不动。"又说："人气管周身贯通，血管周身亦贯通。"所谓气为血帅，血为气母，气行则血行，气滞则血瘀。久病失养，老年体衰，或先天不足，营养不良，或劳倦过度，或各种疾病引起脏腑功能衰退而致抗病能力低下，均可导致气虚血瘀证。究其机制，常因气虚无力推动血运，致使血行迟缓，血流欠通，郁滞成瘀。"瘀血"便成为气虚后的病理产物，而成气虚血瘀证。气虚血瘀证还存在因血瘀而致气虚的另一方面，如《医学入门》中提出："人知百病生于气而不知血为百病之始也。"久病气虚壅滞，使血对气之运载与调节发生障碍，致血瘀内停，新血不生，阴不足以配阳，势必五脏齐损。总而言之，气虚可导致血瘀，血瘀可导致气虚。气愈瘀，血愈瘀；血愈瘀，气愈亏。二者互为因果。在治疗过程中要根据疾病的不同阶段和患者的具体情况，综合考虑标本之间的关系，采取相应的治疗措施。

验案 5 李某，女，39 岁。

[**初诊**] 2023 年 9 月 2 日。

[**主诉**] 腰痛，活动受限 1 天。

[**现病史**] 患者 1 天前在弯腰搬物时不慎扭伤腰部，随即感到左侧腰部剧烈疼痛，活动时加剧，行走和咳嗽时加重，坐立和翻身困难。患者尝试自行外贴麝香追风膏，但症状未见明显好转，已影响日常工作和生活。患者无尿血，为求进一步治疗，至我院门诊就诊。

[**体格检查**] 强迫体位，腰椎前屈、后仰受限，左侧腰部肌肉紧张，左侧 $L_4 \sim L_5$、$L_5 \sim S_1$ 棘突间及左侧压痛、叩击痛，痛处固定，局部可触及硬结条索状物，左侧臀大肌紧张，局部压痛，直腿抬高试验及加强试验均阴性。舌暗红，苔薄白，脉弦涩。

[**影像检查**] 腰椎正、侧位 X 线片提示轻度骨质增生，考虑腰椎骶化可能，L_5 椎体左侧横突肥大伴可疑假关节形成。

[**中医诊断**] 腰痛病（气滞血瘀证）。

[**西医诊断**] 急性腰扭伤。

[**治则**] 活血行气，通络止痛。

［治法］

（1）采用"刘氏骨伤"二指痛区旋摩手法治疗，先用食指、中指末节指腹接触痛区皮肤进行打圈式旋摩，手法范围向痛点周围扩大 4~5 倍，要求轻柔以和血舒筋、通络止痛。

（2）身痛逐瘀汤加减：桃仁 15g，红花 10g，川牛膝 15g，赤芍 20g，当归 15g，川芎 15g，没药 10g，五灵脂 10g，香附 15g，炙甘草 9g，地龙 10g，羌活 10g，秦艽 15g，柴胡 15g，枳实 15g，黄连 6g。7 剂，水煎分早、晚 2 次饭后温服，每日 1 剂。

［二诊］2023 年 9 月 12 日。患者自觉腰痛明显减轻，睡眠好转，但腰部仍酸胀、乏力。

［治法］守上方，去川牛膝、没药、五灵脂、黄连，加怀牛膝 15g、杜仲 15g、补骨脂 10g。继服 7 剂，水煎分早、晚 2 次饭后温服，每日 1 剂。

［三诊］2023 年 9 月 20 日。患者腰部酸痛症状明显减轻，活动基本正常。

［治法］效不更方，继服二诊原方 14 剂巩固疗效。同时用"刘氏骨伤"三指按摩手法理筋正骨，恢复脊柱力学平衡，改善预后，防止复发。

随访 3 个月无复发。

［编者按］急性腰扭伤，又称为"暨腰病"或瘀血腰痛，巢元方在《诸病源候论·腰背病诸候》中云："腰者，谓卒然伤损于腰而致痛也。此由损血搏于背脊所为，久不已，令人气息乏少，面无颜色，损肾故也。"说明急性腰痛是由于外伤以后瘀血所致。清代沈金鳌在《杂病源流犀烛》中云："跌仆闪挫，卒然身受，由外及内，气血俱伤病也……忽然闪挫，必气为之震，震则激，激则壅，壅则气之周身，忽因所壅而凝聚一处，是气失其所以为气矣。气运于血，血本随气以周流，气凝则血亦凝矣。"这段充分阐释了急性腰扭伤因跌仆闪挫、气滞血瘀所致。本案患者腰部用力不当，筋脉拘急，瘀血阻络，气血运行不畅，不通则痛，致使腰部疼痛剧烈、拒按，伴活动受限，舌暗红，苔薄白，脉弦涩，辨病为"腰痛病"，辨证为气滞血瘀证，属实证范畴，治宜活血化瘀、理筋通络。可运用推拿手法舒筋活络、理筋止痛，调节腰部肌肉，疏通经气，气行则血行，血行则瘀血祛而新血生，气血运行顺畅，通则不痛；筋附着于骨，筋伤常导致错节髓伤，筋骨失衡，因此按摩手法宜由轻到重，理筋之后再正骨，如水到渠成，筋柔则骨正。身痛逐瘀汤出自《医林改错》，功能活血祛瘀、祛风除湿、通痹止痛。主治瘀血痹阻经络，症见肩痛、臂痛、腰腿痛，或周身疼痛，经久不愈者。方中秦艽、羌活祛风除湿；桃仁、红花、当归、川芎活血祛瘀；没药、五灵脂、香附行气活血、通络止痛；川牛膝、地龙疏通经络以利关节；甘草调和诸药。诸药合用，能活血化瘀、

理气止痛。对于急性腰扭伤引起的局部红肿热痛、腹部胀满等症状，可加入柴胡疏肝解郁、升举阳气，配枳实破气散结、消胀止痛、调理气机，伍黄连清热止痛、泻火解毒。

二诊时患者处于急性腰扭伤缓解期，患者疼痛症状明显减轻，但仍以腰部酸胀、乏力症状为主，可能是既往有慢性腰肌劳损，又因伤后卧床，腰部制动，局部气血运行不畅，伤于肾经所致，遂去川牛膝、没药、五灵脂、黄连，加怀牛膝、杜仲、补骨脂以补肝肾、强腰膝。

三诊时患者诸症得减，故维持原方以巩固疗效。又因腰疼症状逐渐缓解，故运用"刘氏骨伤"三指按摩手法，即"一指定点压推手法，二指痛区旋摩手法，三指广泛按擦手法"由轻至重，逐渐加强刺激使"筋结点"局部受累组织气血通调，解除肌肉紧张，使之松弛舒适，再施以定点旋脊复位手法使错位的关节得到纠正，恢复脊柱力学平衡，积极指导患者训练腰背部核心肌群肌力以增强肌肉、筋膜的张力，避免复发。

验案 6 李某，女，43 岁，工人。

[**初诊**] 2023 年 5 月 6 日。

[**主诉**] 右侧腰骶部疼痛 1 天。

[**现病史**] 患者自诉 1 天前在家中不慎扭伤腰部，当即感到右侧腰骶部剧烈疼痛，伴局部酸胀感，活动时疼痛明显加剧。腰骶部活动受限，右手叉腰，躯干偏向右侧稍前倾。患者尝试局部热敷和外贴膏药治疗，但症状未见明显缓解，为求进一步治疗，至我院门诊就诊。

[**体格检查**] 脊柱轻度侧弯，两侧髂后上棘不等高，腰部活动受限。右侧棘肌紧张，骶髂关节局部压痛明显，骨盆挤压分离试验阳性，"4"字试验、屈髋伸膝试验及下肢后伸试验阳性。舌质暗，有瘀斑，脉涩。

[**影像检查**] 腰椎正位、侧位及骨盆正位 X 线片提示：腰椎侧弯、退变。右侧骶髂关节间隙略增宽。

[**中医诊断**] 腰痛（血瘀气滞证）。

[**西医诊断**] 骶髂关节紊乱（前错位）。

[**治则**] 行气活血，理筋整复。

[**治法**] 推拿手法治疗结合"刘氏骨伤"舒筋活络膏外搽。

（1）患者俯卧位，施术者位于一侧，先用刘氏骨伤三指按摩特色一指刀手法于骶髂关节及腰臀部，反复操作治疗 2~3 分钟，并结合按、揉、擦法施术于骶髂关节及腰臀部，并点按大肠俞、关元俞、八髎、环跳、阿是穴等穴以舒缓肌肉、理筋止痛，并配合髋关节外展、内收及腰骶部后伸被动扳法运动 2~3 次。

（2）拔伸牵引法：患者仰卧位，施术者位于其右侧，用右腋夹持患者右足踝，右肘呈屈曲位，以前臂背侧托患者小腿后面，左手搭于患肢膝关节的前侧，右手搭于左侧前臂中 1/3 处，然后用力夹持患肢，向下拔伸牵引 1~2 分钟。

（3）整复错缝：患者左侧卧，下腿伸直，上腿屈髋屈膝，施术者位于其前面，以一手按住患者肩前部，向后固定其躯体，用另一手前臂肘部按住患侧臀部，向前移动至极限时，然后两手同时用力做斜扳法，使腰骶椎向后上方牵引，髂骨向外方牵移直至复位。

（4）擦法结合刘氏骨伤舒筋活络膏外搽：正骨结束后，患者取俯卧位，施术者位于左侧，再次用按揉、弹拨等理筋手法作用于骶髂关节部，反复操作 2~3 遍，使伤筋拨顺理直，平复归原。然后，于骶髂部及其周围局部外搽刘氏骨伤舒筋活络膏，并施擦法反复操作，直至皮肤变红，以红透入理为度。隔日治疗 1 次，连续治疗 10 次为 1 个疗程。

［二诊］2023 年 5 月 23 日。患者偶感腰部刺痛，夜间加剧，腰骶部活动自如，夜寐欠佳，舌紫暗，有瘀斑，脉涩。

［治法］活络效灵丹加减内服：当归 15g，丹参 15g，乳香 6g，没药 6g，炒白芍 15g，杜仲 15g，牛膝 15g，狗脊 15g，香附 15g，甘草 6g。7 剂，水煎分早、晚 2 次饭后温服，每日 1 剂。

［三诊］2023 年 6 月 5 日。患者腰痛症状较前明显缓解，自觉局部稍酸痛，久坐时明显，活动后正常。

［治法］效不更方，继服二诊原方 14 剂巩固疗效。嘱患者注意保持正确姿势，避免外伤闪挫及感冒风寒，加强腰背肌核心肌群肌力训练，如做平板支撑、臀桥、小燕飞等针对性锻炼。

随访半年无复发。

［编者按］骶髂关节紊乱属于中医学"骨错缝"范畴，又称胯骨错缝。中医学认为，本病常因姿势不当或外伤损伤骶髂关节，或因孕产、年龄等因素导致骨节松弛，诸筋弛缓，造成骨节错缝。《灵枢·经脉》言"骨为干，筋为刚"，《素问·痿论篇》中说"宗筋主束骨而利机关"，可见筋骨失衡在骶髂关节紊乱的发生中起到至关重要的作用。蔡建平教授认为临床治疗该病应根据关节错位类型选择相应的治疗手法，先初步判断骶髂关节的错位类型，后根据体格检查及影像学检查结果确定骶骨与髂骨的错位方向。判断骶髂关节错位的类型时，应先区别是前错位还是后错位，其次观察髂骨是否伴有前后或内外旋转错位、骶骨是否伴有前后或侧方错位。治疗时重视"筋骨并重"。"骨错缝""筋出槽"，二者之间关系密

切，筋（肌肉、肌腱、韧带、筋膜等）损伤可使骨缝处于交锁错位，反过来骨错缝可使筋移位出槽，出槽之筋，日久可以继发劳损，骨错缝常伴筋出槽，尤其是在伤科疾病的治疗中，筋伤与骨伤常常并存，应理筋与正骨并举，方可起到"骨正筋柔，气血以流，谨道如法，常有天命"之功效。本案患者为骶髂关节前错位，治疗时先用理筋手法作用于骶髂关节及腰臀部，再点按大肠俞、关元俞、八髎、环跳、阿是穴等穴行气活血，疏通局部经气；之后配合拔伸牵引法滑利关节，松解局部肌肉痉挛；最后以骶髂关节前错位整复手法纠正骨错缝，重新建立筋骨平衡状态。筋骨复位，方可气血通畅，疼痛自消。

二诊时患者活动已不受限，但瘀证明显，遂予活络效灵丹加减内服以活血化瘀、通络止痛。活络效灵丹出自张锡纯所著《医学衷中参西录》，临床多用于治疗气血凝滞，肢体疼痛。人之生命活动正常，全赖气血流通有序，气血运行不畅或凝滞，轻则疼痛不舒，重则危及生命，故而气血是否通畅乃生命之关键。张锡纯解析此方说："活络效灵丹此方，于流通气血之中，具融化气血之力，用于治疗气血凝滞者。诸药善入血分、通经络。其中乳香、没药二药并用，为宣通脏腑、流通经络之要药，故凡心胃、胁腹、肢体关节诸疼痛皆能治之。"方中加炒白芍柔肝、缓急止痛，杜仲、牛膝、狗脊等以补肾强骨，香附理气止痛，甘草调和诸药。诸药合用，共奏活血化瘀、理气止痛、补益肝肾、强健筋骨之功效。

三诊时患者诸症得减，故维持二诊方以巩固疗效。针对此病发病机制，积极指导患者锻炼腰背部核心肌群肌力，维持正常的脊柱生物力学，消除病因，避免复发，改善预后。

（二）脊柱退行性疾病

验案 1 邵某，男，48 岁。

[初诊] 2021 年 12 月 3 日。

[主诉] 腰部疼痛 2 年，加重伴右下肢麻木酸痛 1 个月余。

[现病史] 患者自述 2 年前无明显诱因出现腰部疼痛，曾在其他医院间断行针灸理疗，并口服"甲钴胺片"等药物治疗，自觉病情持续。1 个月前患者因外感风寒后症状加重，伴右下肢麻木酸痛，久坐、弯腰、咳嗽时症状加重，夜间疼痛明显，影响睡眠，自行外敷膏药等处理后效果不佳，二便正常，遂来就诊。

[体格检查] 脊柱外观稍侧弯畸形，$L_4 \sim L_5$、$L_5 \sim S_1$ 棘间右侧压痛、叩击痛，可放射至右侧臀部。屈髋伸膝试验阴性，右侧直腿抬高试验 60°，加强试验阳性。双下肢肌力、感觉及运动正常。双侧膝、跟腱反射正常引出。舌淡微胖、苔薄白，脉沉紧。

［**影像检查**］腰椎 MRI 检查提示：L_4~L_5 椎间盘右后突出；L_3~L_4、L_5~S_1 椎间盘变性、膨出，腰椎退变。

［**中医诊断**］腰痛（外感寒湿兼肝肾亏虚证）。

［**西医诊断**］腰椎间盘突出症（L_4~L_5）。

［**治则**］散寒祛湿，补益肝肾。

［**治法**］

（1）腰椎牵引结合手法治疗：采用电动牵引床进行腰椎牵引治疗，并在牵引状态下结合"刘氏骨伤"三指按摩手法治疗，通过牵、拉、按、压、抬、旋等传统手法以恢复腰背肌肉的弹性和顺应性，从而达到舒筋活络、行气活血之效。

（2）中药热敷：采用"刘氏骨伤"温筋通络子母袋痛区热敷以温通经络、解痉止痛。

（3）独活寄生加减：独活 10g，桑寄生 10g，细辛 6g，肉桂 10g，桂枝 12g，防风 10g，秦艽 10g，杜仲 15g，牛膝 15g，川芎 10g，当归 10g，白芍 15g，延胡索 15g，白术 10g，茯苓 15g，全蝎 5g，蜈蚣 5g，甘草 9g。10 剂，水煎分早、晚 2 次饭后温服，每日 1 剂。

［**二诊**］2021 年 12 月 13 日。腰部冷痛明显缓解，但仍有困重感，夜间睡眠较前改善，右下肢麻木疼痛明显好转，夜间疼痛无加重。

［**治法**］前方去肉桂，加苍术 15g、泽泻 10g。继服 10 剂，水煎分早、晚 2 次饭后温服，每日 1 剂。

［**三诊**］2021 年 12 月 25 日。患者腰痛症状较前明显减轻，右下肢酸麻疼痛不适症状也明显改善，活动度尚可。

［**治法**］效不更方，继服二诊原方 14 剂巩固疗效。嘱患者注意保持正确姿势，避免外伤闪挫及外感风寒，加强腰背肌核心肌群肌力训练，如做平板支撑、臀桥、小燕飞等针对性的锻炼。

［**编者按**］腰椎间盘突出症属于中医学"腰痹""腰痛""痹证"等范畴。《证治准绳·腰痛》中说："有风、有湿、有寒、有热、有闪挫、有瘀血、有气滞、有痰积，皆标也；肾虚其本也。"蔡建平教授认为，腰痹的根本病因不外乎外因和内因。无锡市地处江南，北邻长江，南近太湖，东临东海，水系发达，气候多潮湿。冬春季节天气阴寒湿冷，阳气蛰藏。夏季高温潮湿多雨，湿热浸淫。外因以风寒湿热外邪夹杂为主，侵袭机体，筋脉痹阻，气血瘀滞，壅塞不通，发为腰痹。或因长期慢性劳损、跌仆损伤，直接损伤肌肉、经络、筋骨，导致局部瘀血内停，阻遏气机，气血运行不畅，不通则痛。《素问·阴阳应象大论篇》中说："肾生骨髓，髓生肝血。"肝肾同源，肾为先天之本，主骨生髓，髓生肝血，肝主筋、藏

血。肾精充沛，肝血充旺，髓生化有源，则筋骨强壮有力，方能承受慢性劳损及外邪侵袭。若肝肾不足，则精血、骨髓亏虚，筋骨失于濡养，虚弱无力，不荣则痛；湿热痰瘀互结，痰瘀阻滞肌肉、经络，导致气血不通，不通则痛。其主要病机以外感风寒湿热为标，肝肾亏虚为本。本案患者主要为寒邪侵袭腰部，腰部经络受阻，气血运行不畅，不通则痛，加之长期反复的慢性腰痛，邪气入里，耗损肝肾，正气不足，失于濡养，不荣则痛。本病为典型的寒湿腰痛兼肝肾亏虚证，故采用《备急千金要方》中独活寄生汤加味以标本兼顾、扶正祛邪。

初诊时，患者寒湿痼疾日久，故取独活、细辛、肉桂、秦艽、防风等祛风散寒除湿，茯苓、桂枝、白术三药相伍，一利一温一健脾，使水湿得利，寒饮得温。患者年老体虚，肝肾不足，生化无源，筋骨衰败，予杜仲、桑寄生滋补肝肾、强筋壮骨，再配合引经药牛膝引药下行。上述诸药均为治疗肝肾亏虚型痹证之要药，同时配伍当归、川芎、延胡索补血活血、行气止痛，补行兼施，加强药效，降低腰痛复发风险，有助于改善预后。制附子温经止痛、祛寒除湿，治寒湿痹痛效优。患者外感风寒后起病，腠理不固，遂予桂枝、白芍解肌发表，调和营卫；细辛辛香温散，有辛温走窜、通彻表里上下、通阳散寒之功，配伍秦艽，对寒湿之邪阻滞经络之证效佳；白芍合甘草以柔肝缓急。全蝎、蜈蚣二药相须为用，能搜风剔骨，直达病邪，使通痹止痛之力倍增，为痹证日久之良药。诸药合用，达祛风解表、散寒除湿、滋补肝肾、益气活血之功。同时以"刘氏骨伤"特色三指按摩手法和中药外用以缓解腰椎间盘突出症急性期神经根压迫导致的缺血症状，减轻神经根炎性水肿，缓解疼痛，改善预后。

二诊时患者寒邪已去，故去肉桂，寒去则温药减量，以防温散太过，此时患者湿象仍重，故加苍术燥湿健脾、泽泻利水渗湿。全方合用，能除湿补益肝肾、通痹止痛，疗效甚佳。

三诊时患者诸症均有好转，疼痛明显减轻，故指导患者锻炼腰背部核心肌群肌力以增加患者腰椎的稳定性、平衡性、协调性，减少慢性腰痛的发生率及复发率。

验案 2 林某，女，63 岁。

[初诊] 2019 年 6 月 20 日。

[主诉] 颈痛反复发作 5 年，加重伴左上肢牵扯痛、麻木 10 天。

[现病史] 患者 5 年前劳累后出现颈项部及肩背部僵硬、疼痛，偶有双上肢麻木症状，未予重视，症状间断反复发作。10 天前患者高强度工作后上述症状复发加重，并伴左上肢牵扯痛、麻木不适。

［**体格检查**］颈椎外观无明显畸形，C_4、C_5、C_6 左侧横突较右侧稍凸起，C_3~C_4、C_4~C_5 及 C_5~C_6 棘间两侧、双侧斜方肌内侧缘及左侧肩胛骨内侧缘压痛明显，颈椎屈伸活动受限，左侧臂丛神经牵拉试验及左侧椎间孔挤压试验阳性，屈颈试验阴性，双侧霍夫曼征阴性。舌质淡，苔薄白，脉弦涩。

［**影像检查**］颈椎 MRI 检查示：颈椎生理曲度变直，各椎体边缘可见不同程度的骨质增生，C_3~C_4、C_5~C_6、C_6~C_7 椎间盘突出，相应层面硬脊膜及 C_5~C_6 椎间盘水平左侧神经根受压。

［**中医诊断**］项痹病（血瘀气滞证）。

［**西医诊断**］神经根型颈椎病。

［**治则**］活血化瘀，舒筋活络。

［**治法**］

（1）颈椎牵引：患者取坐位或卧床用颈椎枕颌带牵引，牵引重量逐渐增加（一般为 4~6kg，以患者感觉舒适为宜），每次 20 分钟。

（2）手法治疗：采用"刘氏骨伤"三指按摩特色一指刀手法循手少阳经、足太阳膀胱经行分筋、理筋、点按及拨筋治疗以解痉止痛、松解软组织粘连。同时可在颈椎牵引状态下同步施以定点旋脊手法治疗，逐渐纠正脊柱排列紊乱，恢复脊柱力学平衡。

（3）中药热敷：采用"刘氏骨伤"温筋通络子母袋痛区热敷以温通经络、解痉止痛。

（4）活络效灵丹加减：当归 15g，丹参 15g，乳香 6g，没药 6g，葛根 30g，桂枝 10g，炒白芍 15g，炒桑枝 10g，片姜黄 10g，制地龙 10g，延胡索 15g，炒甘草 9g。10 剂，水煎分早、晚 2 次饭后温服，每日 1 剂。

［**二诊**］2019 年 6 月 30 日。颈肩痛明显减轻，但有颈部僵硬感，手指紧、麻木感微有减轻。

［**治法**］效不更方，加全蝎 10g、白芷 15g。7 剂，水煎分早、晚 2 次饭后温服，每日 1 剂。继续予颈椎牵引及中药热敷治疗以巩固疗效。

［**三诊**］2019 年 7 月 7 日。患者症状已明显缓解，但自觉项背部易疲倦乏力，余正常。

［**治法**］予二诊原方去乳香、没药、白芷，加黄芪 30g、炒党参 15g、茯苓 10g、白术 15g、杜仲 15g、威灵仙 15g。继服 7 剂，巩固疗效。

半年后随访，患者诉症状已基本缓解，无复发。

［**编者按**］神经根型颈椎病属中医学"项强""颈肩痛""风痹""颈筋急"等范畴。中医学在很早之前就有相关记载，如《素问·长刺节论篇》记载的"骨

痹"，即骨关节疼痛，四肢沉重、麻木、难举，并伴有冰冷感；《灵枢·经脉》中描述的"颈、肩、臑、臂后外廉痛"就是颈、肩、上肢疼痛的症状。中医学认为神经根型颈椎病多由机体筋骨失养、脉络瘀滞所致，因此临证多以活血化瘀、舒筋活络为治疗原则。蔡建平教授认为神经根型颈椎病主要依靠患者的症状、体征及影像学结果进行确诊，颈部触诊时，因颈椎棘突分叉且不对称，一般以横突触诊为准。《灵枢·海论》言："夫十二经脉者，内属于腑脏，外络于肢节。"人体的五脏六腑、四肢百骸、五官九窍、皮肉筋骨等组织器官依靠经络系统实现生理上的协调与统一。治疗时需要从经络入手，抽丝剥茧，以症定经，进而归纳病机，随证应用祛风、散寒、活血、除湿、扶正等不同治法，从而获得良好的临床效果。《灵枢·经脉》曰："三焦手少阳之脉……循臑外，上肩……系耳后，直上出耳上角。"本案患者出现不适症状部位正是手少阳三焦经经脉循行之处。松筋拨筋法可使颈部肌肉充分松弛，达到行气活血通络的目的。患者久病，上肢外侧麻木疼痛，为经脉瘀阻，治用活络效灵丹加苏木以通络活血止痛。活络效灵丹"治气血凝滞，痃癖癥瘕，心腹疼痛，腿疼臂疼，内外疮疡，一切脏腑积聚，经络湮瘀"。方中当归活血养血；丹参助当归活血祛瘀，并可补养血分；乳香、没药行气止痛，活血祛瘀；炒白芍柔肝、缓急止痛；葛根、炒桑枝及片姜黄为引经药，还可以解肌祛风除湿，活血通络止痛；桂枝温通经络；制地龙通经活络；延胡索活血行气止痛；甘草调和诸药。诸药合用，共奏活血化瘀、理气止痛等功效。温筋通络子母袋痛区热敷是"刘氏骨伤"特色治疗方法，通过局部热敷可改善局部血液循环，提高疼痛阈值，增加软组织的延展性，缓解肌肉痉挛，巩固疗效。

二诊时患者颈肩疼痛减轻，效不更方，继续予原方治疗。本案患者病程长，自觉颈部僵硬，伴手指麻木，考虑为痹证，又因风寒湿邪结聚，导致缠绵难愈，病久则易入络，草木药物难以见效，当以攻逐走窜之虫类药祛邪蠲痹、燥湿祛风，遂加入全蝎以息风镇痉、通络止痛、攻毒散结。全蝎善于走散，周身皆可至，可行气活血通络。叶天士谓全蝎"灵动迅速，追拔沉混气血之邪"。久病入络，往往缠绵难愈，需借全蝎等虫类药物动跃之性入络搜邪，荡涤浊瘀，通畅气血，使络通则痛止。并加入白芷增强止痛之功。

三诊时患者诸症均有所好转，痛感明显减轻，遂去乳香、没药、白芷。患者有疲乏沉重易累之感。据《黄帝内经》中有"正气存内，邪不可干"和"邪之所凑，其气必虚"的论述，强调了正邪之间的关系和其在疾病发生中的重要性。在治疗时，扶正与祛邪是相辅相成的，扶正不留邪，祛邪不伤正，这是治疗的基本原则。通过扶正祛邪，可以调整人体正气与邪气之间的平衡，促进身体恢复。遂加入黄芪、炒党参、茯苓、白术益气健脾，又加入杜仲、威灵仙补益肝肾，诸药合用，能生精增髓以壮精骨，巩固疗效，预防复发。

验案 3　李某，女性，65 岁。

［**初诊**］2022 年 3 月 24 日。

［**主诉**］颈肩部疼痛伴头晕不适 2 周。

［**现病史**］患者 2 周前受凉后出现颈部疼痛不适，疼痛剧烈，牵引至两侧肩背部，伴头晕，发作时自觉天旋地转，偶感双上肢麻木发凉，今来就诊。

［**体格检查**］颈部肌肉紧张，颈椎棘突间隙及双侧横突前结节压痛，颈椎活动明显受限，颈过伸试验阳性，臂丛神经牵拉试验阴性，双上肢肌力、肌张力正常，双侧霍夫曼征阴性。舌淡红，苔薄白，脉细弱。

［**影像检查**］颈椎 X 线片：颈椎生理曲度变直，颈椎退行性改变。

［**中医诊断**］项痹（气血不足证）。

［**西医诊断**］混合型颈椎病。

［**治则**］调气活血通络。

［**治法**］黄芪桂枝五物汤合葛根汤加减：黄芪 30g，葛根 30g，白芍 30g，桂枝 15g，当归 10g，川芎 10g，威灵仙 10g，鸡血藤 30g，生姜 10g，大枣 10g，甘草 6g。7 剂，水煎服，每日 1 剂，分早、晚 2 次温服。

［**二诊**］2022 年 4 月 1 日。颈肩部疼痛明显缓解，仍有头晕，无视物旋转，舌淡红、苔薄白，脉细。

［**治则**］益气补血，活血通络。

［**治法**］守上方继续服用 14 剂。

［**三诊**］2022 年 4 月 8 日。颈部疼痛、头晕不适等症状基本缓解，停服药物。

［**编者按**］《素问·至真要大论篇》云："诸痉项强，皆属于湿……病冲头痛，目似脱，项似拔。"颈部感受风寒湿邪，使局部气血循行受阻，不能荣养颈椎，导致颈椎失稳，关节错缝。《证治准绳》云："颈项强急之证，多由邪客三阳经也，寒搏则筋急，风搏则筋弛，左多属血，右多属痰。"颈部肌肉肌力不平衡，易导致颈椎力学失衡引起关节错位从而发生颈椎病。《张氏医通》云："有肾气不循故道，气逆夹脊而上，至头肩痛……或观书对弈久坐而致脊背痛。"指出长期低头伏案可致颈椎病。东汉张仲景在《金匮要略》中指出："人年五六十，其病脉大者，痹夹背行。"劳损导致肾气不足之痹痛，多见于五六十岁的人。《证治准绳》云："颈痛头晕非是风邪，即是气挫，亦有落枕而成痛者……由挫闪及久坐而致颈项不可转移者，皆由肾气不能生肝，肝虚无以养筋，故机关不利。"挫闪、久坐、失枕等慢性劳损因素均可引起颈椎退变失稳，阻遏气机，气停血瘀痰阻，导致颈项疼痛，

清窍失养形成颈椎病。

本案患者颈部疼痛拒按，牵及项背，伴头晕，舌淡红，苔薄白，脉细弱，证属气血不足，治宜调气活血通络。方中黄芪为君药，甘温益气，补在表之卫气；桂枝散风寒而温经通痹，与黄芪配伍，能益气温阳，和血通经，桂枝得黄芪益气而振奋卫阳，黄芪得桂枝，固表而不致留邪；芍药养血和营而通血痹，与桂枝合用，调营卫而和表里；生姜辛温，疏散风邪，以助桂枝之力；大枣甘温，养血益气，与生姜为伍，又能和营卫，调诸药；重用葛根，解表祛邪，生其津液，濡润筋脉；当归、川芎、鸡血藤养血活血通络。诸药相辅相成，外邪得以祛除，筋脉得以滋养，挛急得以缓和。药证相符，故收效显著。

（三）膝骨关节炎

[验案] 蔡某，男，70岁。

[初诊] 2022年1月7日。

[主诉] 双膝关节疼痛伴活动受限1年余。

[现病史] 患者近1年来出现双膝关节隐隐作痛，上下楼梯时明显，时有腰膝酸软，夜间加重，受凉时疼痛加重，患者双膝疼痛反复发作，今来就诊。

[体格检查] 双膝关节稍肿胀，内外侧膝眼压痛阳性，髌骨研磨试验阳性，侧方应力试验阴性，过伸过屈时疼痛明显。舌淡红、苔薄白，脉细。

[影像检查] 双膝X线片：双膝关节退行性改变。

[中医诊断] 膝痹（肾虚髓亏证）。

[西医诊断] 膝骨关节炎。

[治则] 补肾强筋健骨，调气和血通络。

[治法] 通络治痹汤加减。熟地黄20g，淫羊藿10g，杜仲10g，肉苁蓉10g，土鳖虫10g，地龙10g，牛膝10g，五加皮10g，鸡血藤30g。14剂，每日1剂，分早、晚2次温服。

[二诊] 2022年1月14日。患者服药后双膝疼痛减轻，仍有隐痛。舌淡红，苔薄白，脉细。

[治法] 守上方继续服用14剂。

[三诊] 2022年1月21日。双膝疼痛基本缓解，停服药物。

[治法] 嘱患者佩戴护膝，患肢减少负重，少爬楼梯，加强下肢"钟摆"锻炼。

[编者按] 中医学理论认为肾为先天之本，性命之根，肾中藏精气，主骨生髓。《黄帝内经》："肾者，主骨生髓。"《外科集验方》："肾气实则骨有生气。"从上

述论述中可以发现肾、骨、髓之间有着密切的联系。《素问·脉要精微论篇》记载："腰者肾之府，转摇不能，肾将惫矣。"《素问·痿论篇》："肾气热，则腰脊不举，骨枯而髓减，发为骨痿。"肾主骨，肝主筋，脾主肌肉，倘若诸脏腑亏虚失养，则相对应组织失去滋养，肌肉软弱，骨疲无力，运动功能受扰，行动不力。《寿世保元》："年高之人，筋骨柔弱无力，多因肾气虚。"古代医家从肾、骨、髓之间的联系出发，进一步阐明了三者之间的病机制论、病理联系、病理变化。肾精不足，骨髓所获得的营养不够，具体表现为腰背部、双膝酸痛，软弱无力。筋骨的坚强、脆弱程度和肾精的盛衰情况以及年龄的增长有着密切的联系。《张氏医通》中认为膝痛皆有肝肾亏虚这一因素，因肝肾亏虚，正气被邪气阻滞，宣发运行受阻，故而滞留在关节处，阻滞的气血与湿邪相凝结，日久形成痹病。

本案患者高龄，平素腰膝酸软隐痛，遇寒加重，舌淡红，苔薄白，脉细，证属肾虚髓亏，属于膝骨关节炎慢性反复期，治宜补肾强筋健骨，调和气血通络。方中重用熟地黄，其味甘，性微温，归肝、肾经，能滋阴补血、益精填髓，大补肝肾之真阴，为君药。淫羊藿味辛、甘，性温，入肝、肾经，能补肾壮阳、祛风除湿；肉苁蓉味甘、咸，性温，归肾、大肠经，能补肾阳、益精血，入肾生髓。此二药共用补肾之元阳，辅助补阴之药，共奏阴中求阳，少火生气之功，阴阳并补。杜仲、牛膝、五加皮味甘，性温，入肝、肾经，能补肝肾，强筋骨，治腰脊酸疼，足膝痿弱。以上诸药，辅助君药补益肝肾，强筋健骨。土鳖虫、地龙活血化瘀；鸡血藤性温，味苦、甘，能通畅经络，行气活血。蔡建平教授注重患者"愈后防复"。膝骨关节炎初愈时邪气仍存，正气尚虚，此时可巩固治疗，防止疾病复发。因此，患者在生活中还需要注意保暖，如佩戴护膝，减少负重（控制体重、减少搬拿重物），避免剧烈运动，少爬楼梯，加强下肢"钟摆"锻炼，锻炼髋部和腰部的稳定性，增强核心肌群力量，进一步加强膝关节的稳定性，防止膝关节受伤后病情复发。

三、骨蚀病

验案 王某，男，75岁。

[初诊] 2022年4月21日。

[主诉] 左髋疼痛伴活动受限2年。

[现病史] 患者2年前无明显诱因出现左髋部疼痛不适，间断发作，症状逐渐加重，长时间行走及劳累后发作明显，既往有饮酒史，每日半斤，平素自觉双下肢发冷，腰膝酸软，时腿软，未系统诊治，今来就诊。

[体格检查] 左髋部稍肿胀，大粗隆处叩击痛阳性，左髋外展、内收活动明

显受限，左侧"4"字试验阳性，骨盆挤压分离试验阴性，左下肢直腿抬高试验60°，加强试验阴性，双下肢肌力、肌张力正常，病理征阴性。舌淡，少苔，脉细。

[**影像检查**]骨盆X线片：左侧股骨头囊性改变，骨盆骨质疏松。

[**中医诊断**]骨蚀（肝肾亏虚证）。

[**西医诊断**]左股骨头无菌性坏死，老年性骨质疏松。

[**治则**]补益肝肾，强筋壮骨。

[**治法**]右归丸，小蜜丸，1次9g，每日3次，嘱患者戒酒。

[**二诊**]2022年5月22日。左髋部疼痛减轻，双下肢发冷改善，舌淡、苔薄白，脉细。

[**治法**]继续口服右归丸。

[**三诊**]2022年6月23日。偶有髋部疼痛发作，腰膝酸软怕冷明显改善，停服药物。

[**编者按**]《素问·长刺节论篇》曰："病在骨，骨重不可举，骨髓酸痛，寒气至，名曰骨痹。"《灵枢·刺节真邪》曰："虚邪之中人也……其入深，内搏于骨，则为骨痹。"又曰："虚邪之入于身也深，寒与热相搏，久留而内着，寒胜其热，则骨疼肉枯……内伤骨为骨蚀。"本病属于中医学中"骨痹"等病范畴。《素问·阴阳应象大论篇》曰："肾主骨生髓。"即肾藏精，精生髓，髓养骨，故骨的生长、发育和修复，依赖肾脏精气的滋养和推动。肾健则髓生，髓满则骨坚。反之，髓枯则骨痿，失去应有的再生能力。《素问·宣明五气篇》曰："肝主筋。"《素问·痿论篇》曰："肝主身之筋膜。"即周身关节的活动，都在于筋。肝主筋、藏血，肝健则血盈，血盈则筋强。反之，血亏则筋弱，关节活动不利。精血同源，肝肾同源，精血荣衰与共，故骨坚则筋强，反之，骨痿则筋弱。治疗时应注重扶正，补虚固本，尤其应重视补益肝肾。

本案患者左髋部疼痛、活动不利，长期饮酒，平素双下肢发冷，腰膝酸软，时腿软，舌淡，苔少，脉细，辨证为肝肾亏虚证，治宜补益肝肾，强筋壮骨。方中肉桂、附子辛甘大热，温补肾阳，肉桂还可以散寒止痛，引火归原，鹿角胶温肾阳，益精血。此三药配合，能温补肾阳、填精益髓，共为君药。杜仲甘温，能补肝肾、强筋骨；菟丝子、山茱萸既能补肾阳，又能益阴精；重用熟地黄补血滋阴、益精填髓；枸杞子滋阴补肾、益精补血。此六味药合用，阴阳双补，阴中求阳，共为臣药。当归补血活血，散寒止痛，山药益气健脾补肾，共为佐药。诸药相辅相成，能益精填髓、温补肾阳、补血滋阴，病证得解。

第二节 蔡建平特色医案

一、膝骨关节炎

验案 1 张某，女，75 岁。

[初诊] 2021 年 9 月 8 日。

[主诉] 双膝关节疼痛 3 年，复发 1 个月。

[现病史] 患者年轻时因工作原因每日爬楼，有膝关节劳损病史。3 年前开始出现双膝关节疼痛，时轻时重。1 个月前开始上下楼、坐位起立时疼痛明显，遇冷时疼痛加重，晨僵。苔薄白腻，脉弦紧。

[体格检查] 疼痛视觉模拟评分 5 分。髌下内侧压痛：左膝（＋）、右膝（＋＋）。右膝微肿，右膝关节活动范围为 45°，髌骨研磨试验（＋），浮髌试验（＋），抽屉试验（－），下肢无水肿，足背动脉搏动可，足趾无麻木，其余各关节无明显异常。

[影像检查] X 线检查：双膝关节退行性改变，关节缘小骨赘形成，关节间隙轻度狭窄，周围软组织肿胀（图 3-2-1）。

[中医诊断] 膝痹（风寒客络证）。

[西医诊断] 双膝骨关节炎。

[治则] 散寒止痛，温经通络。

[治法]

（1）内服方剂：红花 10g，土鳖虫 10g，地龙 10g，独活 10g，川芎 10g，白芥子 10g，牛膝 10g，徐长卿 10g，五加皮 10g，鸡血藤 30g，羌活 10g，肉桂 10g。14 剂，水煎服。

（2）"消肿膏"局部敷贴，2~3 天更换 1 次。

（3）预防调护：注意保暖，避免风寒湿邪浸淫。护膝固定，减少行走活动，使用手杖减轻受累关节负荷。禁止爬山、爬楼。

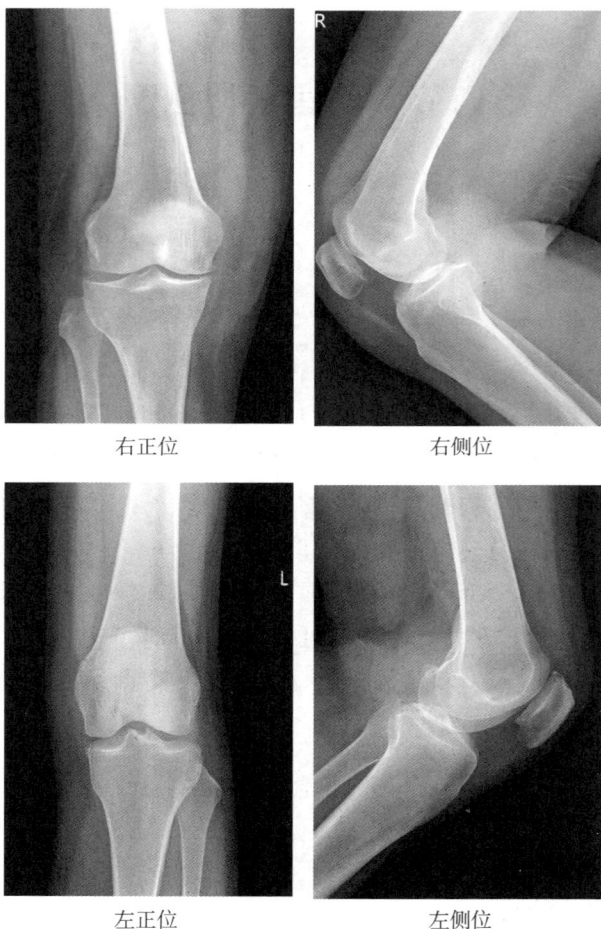

右正位　　　　　　　　　右侧位

左正位　　　　　　　　　左侧位

图 3-2-1　初诊时 X 线片

［二诊］2021 年 9 月 24 日。患者服药后两膝疼痛明显减轻。髌骨研磨试验（＋），浮髌试验（＋），仍有关节积液，腰酸畏寒，其余诸症呈缓解趋势。苔薄白，脉弦。

［治法］

（1）效不更方，上方去独活、土鳖虫，加熟地黄 5g、枸杞子 10g。14 剂。

（2）用和伤散熏洗（取 10g 和伤散溶入适量沸水中。先用蒸气熏蒸患膝，待水温适中时，将在药水中浸泡过的热毛巾捂于患处。每次 30 分钟，每天 2 次）。

（3）下肢"钟摆"锻炼法：患者健侧单腿站立，高于地面约 5cm（可于健侧足底垫高），双手扶住身边固定物体，以稳定身躯，骨盆及上半身保持稳定，患侧膝关节伸直，踝关节保持功能位，进行前屈、后伸髋关节，摆动患侧下肢，类似钟摆。每天 2 次，每次 20 分钟，2 周为 1 个疗程。

（4）掌握正确的运动方法，避免剧烈活动，如长跑、反复蹲起、跪下、抬举重物等。

［三诊］2021年10月8日。双膝胀痛基本缓解。膝痛基本消除，苔薄，脉弦。

［治法］处方为上方14剂。坚持下肢"钟摆"锻炼法。严格控制体重，适当调整饮食结构，减轻关节负担。要尽量避免和减少膝关节的外伤和反复的应力刺激。

［编者按］本案患者为老年妇女，双膝关节疼痛，且年事已高，肝肾亏虚，膝关节过度劳累，又因寒气侵袭膝关节，寒凝筋脉，瘀阻经络，造成膝关节屈伸不利、重痛、难以活动。气血不能荣养筋、脉、骨骼，风寒湿邪夹杂，从表入里，导致关节疼痛、麻木、活动受限。结合舌脉，知为风寒客络之证。患者初诊时膝关节疼痛剧烈，急则治其标，首诊方中土鳖虫、牛膝温经通络、散寒止痛，独活、徐长卿祛风除湿，加用羌活、肉桂祛风散寒。同时蔡建平教授使用"消肿膏"局部敷贴，以行气止痛，有利于快速缓解患者疼痛症状。二诊时患者膝关节疼痛、活动受限均较初诊时有所减轻，蔡建平教授认为，此时患者标实症状已减轻，当以治本虚为主，故加熟地黄、枸杞子滋补肝肾，壮筋骨，恢复关节功能。三诊时患者症状明显改善，效不更方，故守二诊方继续服用2周。

蔡建平教授认为膝关节的稳定性受其本身骨性结构、十字韧带、侧副韧带、股四头肌和腘绳肌等结构的影响。提供伸膝功能的股四头肌和屈膝功能的腘绳肌共同参与维持关节的动态稳定。随着年龄的衰老，脾肾亏虚，气血生化乏源，肝血虚少，脏腑失补，肌肉失养，筋骨痿废不用，尤其是膝骨关节炎患者，均可见运动能力和平衡能力下降。蔡建平教授指导膝骨关节炎患者锻炼时，提倡局部整体观念。蔡建平教授指出要将腰、臀、腿部肌肉视为一个整体。下肢"钟摆"锻炼是依靠下肢自身重力牵引，使下肢肌肉松弛，通过悬垂钟摆锻炼，不仅能锻炼膝关节伸屈肌肉的能力，还对关节的活动度和稳定性、重心感知和控制能力、躯体协调能力和灵活性也有积极作用。下肢"钟摆"锻炼增强了患者的下肢肌力、本体感觉、核心力量和核心稳定性，临床上既可以缓解膝关节周围肌肉痉挛引起的疼痛，也可以缓解因步态不稳、关节面受力不均引起的退变。

验案2 黄某，女，67岁。

［初诊］2023年1月15日。

［主诉］左膝关节疼痛1个月。

［现病史］患者近1个月以来自觉左膝关节疼痛，活动时加重，休息时稍缓解，关节活动时伴有摩擦音。

［体格检查］左膝部疼痛不适，双膝关节轻度肿胀，有压痛，关节活动度受

限。舌淡胖，苔薄白，脉弦。

[**影像检查**] X线片：左膝关节退变（图3-2-2）。

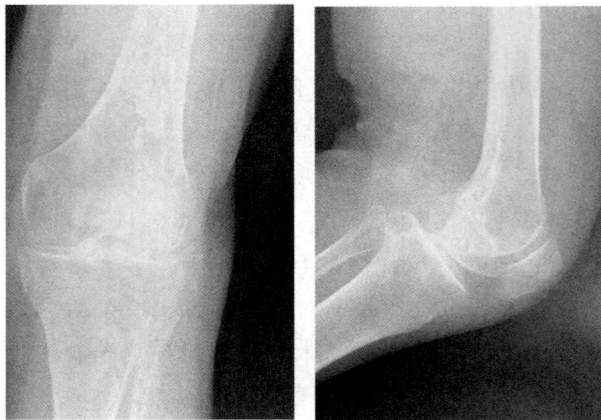

正位　　　　　　　　　　侧位

图3-2-2　初诊时X线片

[**中医诊断**] 膝痹（肝肾亏虚证）。

[**西医诊断**] 左膝骨关节炎。

[**治则**] 补肾益髓，行气止痛。

[**治法**] 通络治痹汤加减配合刘氏骨伤自制"消肿膏"，指导患者进行功能锻炼。

（1）通络治痹汤加减：熟地黄10g，枸杞子10g，土鳖虫10g，独活10g，川芎10g，红花10g，鸡血藤10g，五加皮10g，徐长卿10g，白芥子10g，地龙10g，牛膝10g。14剂。每日1剂，水煎至300 ml，分早、晚2次服用。

（2）刘氏骨伤自制"消肿膏"贴敷于膝关节疼痛处，能行气止痛，缓解疼痛、肿胀等症状，2~3天更换1次。

（3）指导患者进行功能锻炼：采用下肢"钟摆"锻炼法，患者健侧单腿站立，患侧膝关节伸直摆动下肢，每天2次，每次20分钟，20天为1个疗程。"钟摆"锻炼法可调整下肢力线机械轴、增强核心肌肉群力量、重塑膝关节稳定性、预防复发。

[**二诊**] 2023年1月29日。患者左膝酸痛较前缓解。

[**治法**] 通络治痹汤加减：熟地黄10g，枸杞子10g，土鳖虫10g，独活10g，川芎10g，红花10g，鸡血藤10g，五加皮10g，徐长卿10g，白芥子10g，地龙10g，牛膝10g。14剂。每日1剂，水煎至300 ml，分早、晚2次服用。嘱患者保暖患膝，在不负重状态下行肌力锻炼。同时告知患者需根据季节进行调护，如冬

季保暖，加强膝关节功能锻炼，同时注意调整生活方式，防止复发。

[编者按]随着全球老龄化的不断加剧，膝骨关节炎的发病率正在逐年上升，特别是那些承重较多、活动频繁的关节更容易受到累及。膝骨关节炎的发病率约占全身性骨关节炎的三分之一，作为一种在临床治疗时相对棘手的慢性骨关节疾病，膝骨关节炎不仅发病率高，而且残疾率也较高。1999年，世界卫生组织（WHO）将膝骨关节炎与心脑血管疾病、癌症并列为全球范围内严重威胁人类健康的三大疾病。膝骨关节炎的主要临床表现包括膝关节的肿胀、疼痛、僵硬以及活动受限。

西医学研究认为，膝骨关节炎是一种渐进性的病理过程，它标志着关节的不可逆性衰老。尽管膝骨关节炎的具体发病机制尚未完全明了，但普遍认为是由多种因素共同作用的结果，其中包括年龄增长、性别差异、肥胖、膝关节受伤以及过度使用膝关节等。相关研究显示，50岁左右的人群中有80%的人会出现膝骨关节炎的病理表现，60岁的人群中这一比例上升至90%，而70岁以上的老年人全部都会出现膝骨关节炎的X线影像学改变。在性别差异方面，女性的发病率普遍高于男性，特别是绝经后的女性，膝骨关节炎的发病率明显升高。

中医学将膝骨关节炎归类为"骨痹"的范畴，且对其有着深入的研究和丰富的治疗经验。中医学认为，这种疾病多因肾水不足，不能滋养肝木，导致筋脉失养而发病。因此，中医治疗常常采用滋水涵木的方法，多用熟地黄、枸杞子等药来滋养肝肾、填精益髓，从而达到治疗疾病的目的。

《素问·四气调神大论篇》中提到："圣人不治已病治未病，不治已乱治未乱，此之谓也。"这里强调了预防疾病比治疗疾病更为重要。顺应四季变化，调节好身体的寒温适应能力，注意防止风寒和潮湿的侵袭，保持饮食的均衡，以维持体内阴阳平衡，从而防止疾病的发生。对于膝骨关节炎患者，早期发现和治疗至关重要，要根据不同的时间、个体和地域条件进行针对性的治疗。

临床医生在治疗膝骨关节炎时，应全面考虑病证的复杂性，明确疾病的转归，采取未病先防、既病防变的策略。同时，应加强对膝关节的保护，尤其是女性患者，要从年轻时就开始注意膝关节的保暖，并进行无负重的膝关节功能锻炼，如股四头肌锻炼，以增强膝关节的稳定性。

在日常生活中，我们还需要注意一些具体的保健措施，以减缓膝骨关节炎的发展并减轻症状。首先，合理的运动锻炼对于膝关节的健康至关重要。除了上文提到的股四头肌锻炼，患者还可以尝试其他低强度、低冲击性的运动，如瑜伽、太极拳和游泳等。这些运动可以增强肌肉力量，改善关节活动度，同时减少关节的磨损和冲击。

其次，保持良好的生活习惯也是预防和治疗膝骨关节炎的重要一环。患者应避免长时间站立或久坐不动，以免给膝关节带来过大的压力。同时，控制体重也很关键，肥胖是膝骨关节炎的一个重要的危险因素，通过合理的饮食和适当的运动来保持健康的体重，可以减轻膝关节的负担。

此外，针对膝骨关节炎患者的特殊情况，我们还可以采取一些辅助措施来减轻症状和提高生活质量。例如，使用拐杖、助行器等辅助工具来减轻膝关节的负担；穿着合适的鞋子，以减少对膝关节的冲击；使用热敷或冷敷来缓解疼痛和肿胀等。

在中医治疗方面，除了之前提到的滋水涵木法外，我们还可以根据患者的具体情况采用其他中药方剂或针灸、推拿等中医特色疗法来辅助治疗膝骨关节炎。这些疗法可以针对患者的病因病机进行个性化治疗，从而达到更好的治疗效果。

最后，我们还需要强调心理调适在膝骨关节炎治疗中的重要性。由于膝骨关节炎是一种慢性疾病，病程较长且症状反复发作，患者往往会产生焦虑、抑郁等心理问题。因此，我们需要关注患者的心理健康状况，及时进行心理干预和疏导，帮助患者建立积极的心态，从而更好地应对疾病。

总之，针对膝骨关节炎这一慢性骨关节疾病，我们需要采取综合的治疗和保健措施来缓解症状、提高患者的生活质量。通过合理的运动锻炼、保持良好的生活习惯、采用中医特色疗法以及心理调适等多方面的手段来综合治疗膝骨关节炎，我们可以为患者带来更好的治疗效果和生活质量。

二、踝关节扭伤

验案 石某，男，16 岁。

[初诊] 2022 年 11 月 20 日。

[主诉] 扭伤致左踝部肿痛，活动受限 2 小时。

[现病史] 患者入院 2 小时前下楼梯时不慎扭伤，现左踝部疼痛不适，左踝关节活动受限。

[体格检查] 左踝部肿胀，左踝关节内侧压痛，左踝关节活动受限，左足背动脉搏动存在，末梢血运可。舌淡红，苔薄白，脉数。

[影像检查] X 线片：左踝部未见明显骨折（图 3-2-3）。

[中医诊断] 筋伤（血瘀气滞证）。

[西医诊断] 左踝关节扭伤。

[治则] 活血化瘀，消肿止痛。

[治法] 芍药甘草汤加减配合消肿膏外敷。

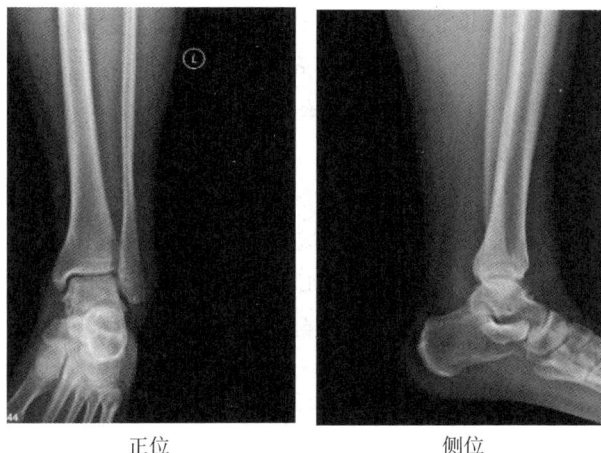

正位　　　　　　　　　　　　侧位

图 3-2-3　初诊时 X 线片

（1）芍药甘草汤加减：芍药 30g，甘草 15g，川牛膝 12g，鸡血藤 10g，没药 10g，三七 10g，陈皮 9g，川芎 10g，红花 6g，桑枝 10g，苏木 10g。上述药物加水煎至 300ml，早、晚各服用 1 次，共服 14 天。

（2）外敷消肿膏，共持续 1 周。

［二诊］2022 年 11 月 27 日。患者扭伤致左踝部肿痛活动受限 1 周，现左踝部疼痛较前缓解。嘱患者避免剧烈运动，门诊随诊。

［编者按］急性踝关节扭伤通常是因剧烈的运动、意外摔倒或者不当的负重等外力作用，导致踝关节过度内翻或外翻，从而引起的一种损伤。在临床表现上，患者通常会出现踝关节的肿胀、疼痛以及运动受限等症状，同时，受伤部位的皮肤可能会出现青紫的情况。如果早期治疗不当或者治疗失误，容易引发韧带重塑、过度松弛，导致踝关节稳定性下降，进而容易反复发生扭伤，严重时可能会累及关节软骨，对患者的行走功能造成影响。

在中医学中，急性踝关节扭伤被归类为"急性筋伤"的范畴。踝部扭伤后，踝关节周围经络受到损伤，导致血液循环出现障碍，瘀滞于肌腠之中，出现肿胀或血肿。因此，踝部扭伤的病理机制实为气血瘀滞，脉络受阻，治疗时应以活血化瘀为主，促进损伤部位的气血流通，加速血肿的吸收和消散。其中，芍药甘草汤是《伤寒杂病论》中的方剂，主要用于治疗津液亏虚、阴血不足、筋脉失养等症状。芍药酸寒，可以养血敛阴，柔肝止痛；甘草甘温，可以缓急止痛。此二药配伍使用，有酸甘化阴的作用，可以加强通络止痛的效果。《黄帝内经》中有"筋为刚""诸筋者，皆属于节"等论述，说明筋对于维持躯体形态及活动具有重要意义。中医学还认为"不通则痛"，《血证论》中有"凡是疼痛，皆瘀血凝滞之故也"的说法，《医宗金鉴·正骨心法》中有"筋翻肉肿，疼痛不止"的说法，说明筋骨受损后疼痛是最常见的临床表现。经络受损，血液外溢，瘀阻不通则气血失常，瘀积不散则生肿痛。治疗时多以活血化瘀药物为主，以促进损伤部位气血流通，加速血肿的吸收与消散。

外敷中药是中医治疗创伤的一种传统治疗方法，早在《神农本草经》《刘涓子鬼遗方》等著作中就有记载，也广泛流行于民间。中医学认为跌仆损伤后，筋伤骨断，经络受损，血离经脉，瘀滞于肌腠，导致血瘀气滞。《素问·阴阳应象大论篇》中说"气伤痛，形伤肿"，损伤后经脉受阻，气机不畅，血瘀气滞，发为肿痛，而瘀久化热，更致营卫不和。因此，临床治疗时应以活血化瘀、行气止痛、散瘀解毒、调和营卫为治疗原则。治疗时，将中药敷于患处，药力可到达损伤部位，具有活血化瘀、消肿止痛的功效。常见的中药有活血化瘀类药物如红花、川芎、当归、桃仁、丹参等；消肿止痛类药物如白芷、冰片、乳香、没药、三七等；清热解毒类药物如黄芩、黄柏、金银花、蒲公英等。中药外敷的方法有药膏法、药袋法、湿敷法等。在使用中药外敷时，需要注意皮肤过敏测试，保持清洁，温度适宜，及时调整药物配方。下面编者将继续拓展关于中药外敷治疗踝部扭伤的相关内容。

首先，药膏法是一种简便且有效的中药外敷方式。在配制药膏时，我们通常会选用活血化瘀类和消肿止痛类药物，如红花、川芎、当归、桃仁等，并根据患者的具体病情和体质进行个性化调配。药膏的质地应适中，既不过于黏稠也不过于稀薄，以便能够紧密贴合患处，且易被吸收。药膏的使用频次一般为每日 1 次，或根据病情适当调整。在敷用过程中，应注意药膏的覆盖面积要大于患处，以确保药物能够充分渗透进损伤部位。

药袋法是将中药装入布袋中，经过蒸煮或微波加热后敷于患处。这种方法能够利用中药的温热效应，促进局部血液循环，加速血肿的吸收和消散。药袋法的使用频次和每次敷用的时间应根据患者的具体情况进行调整，一般每日使用 1~2 次，每次 20~30 分钟。在敷用过程中，应注意药袋的温度要适中，避免过热导致皮肤烫伤。

湿敷法是将中药煎煮成药液后，用纱布或其他透气性良好的材料浸泡药液后敷于患处。这种方法能够持续地将药液渗透进患处，发挥药物的活血化瘀、消肿止痛作用。湿敷法的使用频次和每次敷用的时间也应根据患者的具体情况进行调整，一般每日使用 2~3 次，每次 20~30 分钟。在敷用过程中，应注意保持纱布的湿润度，避免药液过快蒸发导致药效降低。

除了上述中药外敷方法外，患者还应注意日常生活中的护理和康复锻炼。在扭伤初期，应尽量避免过度活动患处，以免加重损伤。在恢复期间，可以进行适当的康复锻炼，如踝关节的屈伸活动、平衡训练等，以促进踝关节功能的恢复。同时，保持良好的生活习惯和饮食习惯也对康复有着重要作用。

在中药外敷治疗踝关节扭伤的过程中，患者还需要注意以下几点，以确保治疗的效果和安全性。

首先，持续观察病情变化是关键。在中药外敷治疗期间，患者应密切关注踝关节肿胀、疼痛、活动受限等变化情况。如果症状没有得到明显的缓解，或者出现加重的趋势，应及时与医生沟通，调整治疗方案。

其次，保持患处干燥和清洁。在使用中药药膏、药袋、湿敷前，应确保患处皮肤干净、干燥，避免污染。使用后，应及时清理残留的药膏和药液，保持皮肤的清洁和舒适。

同时，合理饮食和休息也至关重要。患者应摄入足够的营养，特别是富含蛋白质、维生素和矿物质的食物，以促进组织的修复和再生。此外，保持充足的睡眠和休息，避免过度劳累，有助于身体的恢复。

在康复锻炼方面，患者应根据医生的指导进行适当的运动。在初期，可以进行一些简单的踝关节屈伸、旋转等活动，以促进关节的灵活性和活动能力。随着病情的逐渐好转，可以逐渐增加运动量和强度，但应避免过度运动导致损伤加重。

此外，患者还应注意预防再次扭伤。在康复期间，应尽量避免再次受伤，特别是避免进行高强度的运动。在日常生活和工作中，也应注意保护踝关节，避免受到外力的冲击和挤压。

最后，心理调适同样重要。踝部扭伤可能会给患者带来一定的心理压力和困扰，如焦虑、抑郁等。因此，患者应保持积极乐观的心态，若有不适应与家人、朋友、医生沟通交流，寻求支持和帮助。同时，也可以尝试一些放松和缓解压力的方法，如深呼吸、冥想等，以保持良好的心理状态。

总之，在中药外敷治疗踝部扭伤的过程中，患者应注意观察病情变化、保持患处清洁干燥、合理饮食和休息、适当进行康复锻炼、预防再次扭伤以及心理调适等方面的问题。通过综合治疗和护理，相信患者能够尽快康复并恢复正常的生活和工作。

三、急性腰扭伤

验案 潘某，男，32岁。

[初诊] 2022年3月20日。

[主诉] 腰部酸痛不适，活动受限3小时。

[**现病史**] 患者入院前 3 小时弯腰搬重物后出现腰部酸痛不适,随即无法挺直腰部,活动受限。

[**体格检查**] 腰部局部压痛,肌肉紧张,腰椎椎体活动受限,双下肢皮肤感觉正常,末梢血运可。舌淡红,苔薄白,脉数。

[**影像检查**] X 线片检查:腰椎生理弧度变直,脊柱侧弯,余未见明显异常(图 3-2-4)。

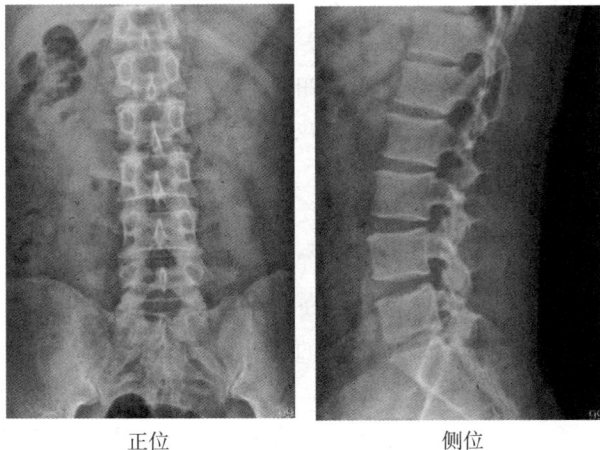

正位   侧位

图 3-2-4   初诊时 X 线片

[**中医诊断**] 筋伤(血瘀气滞证)。

[**西医诊断**] 急性腰扭伤。

[**治则**] 舒筋通络,消肿止痛。

[**治法**] 舒筋汤:葛根 10g,白芷 5g,防风 5g,熟附子 5g,秦艽 6g,桂枝 5g,萆薢 10g,羌活 15g,独活 15g,红花 6g。7 剂。上述药物加水煎至 300ml,早、晚各服用 1 次。

[**编者按**] 急性腰扭伤是一种因外力作用导致腰部肌肉、筋膜、韧带等软组织突然受到过度牵拉并引起急性撕裂伤的情况,这种情况常出现在人们搬抬重物或腰部肌肉强力收缩的时候,主要症状包括腰痛、运动时疼痛、运动障碍、肿胀和僵硬等。还可能由一些轻微的动作如行走滑倒、跳跃、跑步等引起,也可能因高攀、提拉、扛抬重物时用力过猛、姿势不正确、配合不当等导致。

急性腰扭伤在中医学中属于"骨错缝,筋出槽"的范畴,多发生在青壮年体力劳动者身上,尤其是那些缺乏锻炼、肌肉力量不足的人群。如《金匮翼》中述:"瘀血腰痛者,闪挫及强力举重得之。盖腰者,一身之要,屈伸俯仰,无不由之,若一有损伤,则血脉凝涩,经络壅滞,令人卒痛不能转侧,其脉涩,日轻夜重者是也。"这说明了腰部急性损伤，多因卒然感受暴力所致，或由于腰部活动时姿势不正确、用力不当或用力过度，或搬运抬扛重物时，肌肉配合不协调，以及跌仆闪挫，使腰部肌肉、韧带受到强烈的牵拉、扭转而致损伤。

《景岳全书·腰痛》中指出："跌仆伤而腰痛者，此伤在筋骨而血脉凝滞也"。急性闪挫导致经络损伤，气滞血瘀，进而产生疼痛，且痛处固定。气血阻于腰间，不能输送到下肢，出现下肢麻痛相间，日久筋失所养，导致肢软无力等症状。中医学认为腰痛与气血、经络、脏腑等有着十分密切的联系，急性腰扭伤的根本病机是气血瘀滞，运行不畅，从而导致"不通则痛"。

蔡建平教授在治疗急性腰扭伤时，强调治疗与预防相结合的方法，他告知患者需要加强锻炼，如长期坚持腰部和核心肌群的锻炼，提高腰部的力量和稳定性。同时，他也强调保持正确的姿势，避免长时间弯腰、久坐、久站。在进行重体力劳动和运动时，要注意保护腰部，使用护腰带等辅助设备。下面继续深入探讨急性腰扭伤的预防和治疗措施。

首先，除了蔡建平教授提到的加强锻炼和注意姿势，还有一些其他的生活方式改变和预防措施值得我们注意。比如，我们可以通过增强身体柔韧性和灵活性来预防腰扭伤。定期进行拉伸和瑜伽等运动，可以放松肌肉，增强关节活动能力，从而降低受伤的风险。

此外，避免突然搬运重物和剧烈活动也是预防腰扭伤的重要措施。在进行这些活动之前，我们需要先做好热身运动，让身体逐渐适应。同时，使用正确的搬运技巧，如弯曲膝盖、保持背部挺直等，也可以有效减少腰部的压力。

在治疗急性腰扭伤时，除了中医的针灸、推拿等方法外，西医学也有一些有效的治疗手段。如物理治疗，可以通过热敷、冷敷、超声波等方式来缓解疼痛和肿胀。如果疼痛严重，医生可能会建议使用止痛药或肌肉松弛剂来缓解症状。

同时，康复锻炼也是治疗急性腰扭伤的重要一环。在疼痛缓解后，患者需要在医生的指导下进行适当的康复锻炼，以增强腰部肌肉的力量和稳定性，防止再次受伤。

总的来说，急性腰扭伤是一种常见的腰部损伤，但只要我们采取正确的预防和治疗措施，就可以有效减少其发生的风险和减轻其带来的痛苦。我们应该保持积极的心态，加强锻炼和注意姿势，让自己的身体更加健康。

四、"补气活血通络法"治疗老年髋部骨折后血栓性疾病

验案 靳某，女，76岁。

[初诊] 2019年2月8日。

[主诉] 外伤致左髋部肿痛、畸形，活动受限1天。

［**现病史**］患者 1 天前平地行走时不慎摔伤，左髋部着地，当即感到左髋肿痛，活动受限，不能站立、行走，今至我院门诊就诊。

［**体格检查**］左髋部肿胀，左下肢外旋、短缩畸形，左髋局部压痛、叩击痛，左下肢纵向叩击痛，可扪及骨擦感，左髋关节主、被动活动受限，左足趾感觉、血运及活动未见异常。舌淡，苔薄白，脉弦数。

［**影像检查**］左髋正、侧位 X 线片：左股骨粗隆间骨折。

［**中医诊断**］骨折病（瘀滞筋骨证）。

［**西医诊断**］左股骨粗隆间骨折

［**治则**］活血化瘀，通络消肿。

［**治法**］

（1）骨折手法复位，患肢皮肤牵引，指导患者加强卧床护理，预防并发症，常规补液支持治疗，低分子肝素钙皮下注射预防静脉血栓性疾病。

（2）桃红四物汤加减：桃仁 10g，熟地黄 10g，红花 10g，丹参 10g，补骨脂 10g，骨碎补 10g，川芎 10g，当归 10g，桑枝 10g，芍药 10g，三七粉（冲）2g。7 剂，每日 1 剂，上述药物加水煎至 300ml，每次 150ml，分早、晚 2 次服用。

［**二诊**］2019 年 2 月 13 日。患者神疲乏力，少气懒言，面色晦暗，纳差，左下肢肿胀，皮色苍白，肢端发凉，舌质淡暗，有齿痕，苔薄白，脉沉涩。

［**体格检查**］左髋部及左下肢肿胀明显，左下肢凹陷性水肿，左小腿后方压痛，双侧足背动脉搏动正常。

［**影像检查**］双下肢动静脉彩超提示：左下肢肌间静脉血栓形成。

［**中医诊断**］股肿（气虚血瘀证）。

［**西医诊断**］左下肢静脉血栓。

［**治则**］健脾益气，活血通络。

［**治法**］补气活血通络汤加减：黄芪 60g，当归 6g，赤芍 5g，地龙 3g，川芎 3g，桃仁 3g，红花 3g，党参 10g，白术 10g。7 剂，每日 1 剂，上述药物加水煎至 300ml，每次 150ml，分早、晚 2 次服用。

［**三诊**］2019 年 2 月 20 日。患者神疲乏力，少气懒言，面色晦暗，胃纳改善，左下肢稍肿胀，双下肢皮温对称，舌质淡红，无齿痕，苔薄白，脉弦。

［**体格检查**］左髋部及左下肢肿胀明显缓解，左小腿后方无压痛，双侧足背动脉搏动正常。

［**影像检查**］双下肢动静脉彩超提示：双下肢静脉未见血栓形成。

［**治法**］补气活血通络汤加减。7 剂，每日 1 剂，药物加水煎至 300ml，每次 150ml，分早、晚 2 次服用。

[编者按] 本案患者为左股骨粗隆间骨折，根据治疗指南常规予补液支持、低分子肝素钙皮下注射预防静脉血栓性疾病等治疗。但患者在入院5天后仍发生下肢静脉血栓，四诊合参，辨证为气虚血瘀证，调整中药予补气活血通络汤加减治疗，1周后气虚血瘀证候显著缓解，复查双下肢动静脉彩超提示双下肢静脉血栓消失。

蔡建平教授认为老年骨折患者有其特殊的病理生理特点，老年人五脏俱衰，且多久病体虚，脾肾受损。肾为先天之本，肾精受损，髓失所养，不能藏精化血，脾为后天之本，脾虚不能运化水谷精微，导致气血生化乏源，因虚致实，终致瘀血痹阻脉络而发病。《黄帝内经》中有"痹……在于脉则血凝而不流"之说，唐容川在《血证论》中指出"瘀血流注，亦发肿胀者，乃血变成水之证"，认为瘀血是血栓形成的直接病因，肢体肿胀、疼痛为临床特征性症状。唐容川在《血证论》中又云："气为血帅，血随之而运行。"气虚则血行滞缓，瘀血痹阻脉络。因此，蔡建平教授认为气血亏虚为起始及根本病因，瘀血痹阻是直接病因，本病是一个因虚致实、虚实夹杂的动态变化过程，分清疾病所处阶段，辨证施治方能获得最佳疗效。

蔡建平教授认为本病是一个动态变化的过程，是疾病由轻到重的过程，且不同阶段有不同的病机及证候。因此，本病的防治应以分期与辨证相结合，分期明确病情轻重，辨证明确疾病证候，以"急则治其标，缓则治其本""标本兼顾"为处方策略，为临证处方提供更精确的指导。

疾病早期因老年人五脏俱衰，且久病体虚，脾肾受损，血行滞缓。蔡建平教授认为，此期多属气虚血滞证，以正虚为主，邪实未成。气虚血滞是此期的主要病机，亦是本病之起始病机，且贯穿疾病始终。此时是临床干预的关键时间窗口。治宜健脾益气，辅以活血通络，拟补气活血通络汤为基础方，药物组成为黄芪30g，当归尾6g，赤芍5g，川芎3g，地龙3g，桃仁3g，红花3g，白术10g，党参10g。方中黄芪补气行血，扶正消瘀，为君药；当归尾活血和血，化瘀而不伤血，为臣药；党参、白术健脾益气，助脾统血，川芎、赤芍、桃仁、红花助当归尾活血祛瘀，地龙行散走窜、通经活络，均为佐药。诸药协同，气旺则血行，活血而又不伤正，共奏补气活血通络之功。

疾病中期多属气虚血瘀证，此时气血亏虚日重，气虚无力行血，因虚致实，瘀血初成，以气虚为本，血瘀为标，虚实夹杂为本期辨证要点。但气血虽虚尚不重，瘀血虽成尚不坚，此期是临床治疗疾病、避免疾病进展的关键时期。蔡建平教授以补气活血通络汤为基础方，根据患者体质强弱及病情轻重，适当增加黄芪用量（60~90g），并倍用当归尾、川芎、地龙、桃仁、红花，标本兼治，以增强补气活血通络之力。

疾病后期，随着病情迁延，气血亏虚已重，瘀血阻滞已成，还可能出现瘀而化热，形成正虚、血瘀、湿热三者相互夹杂转化的情况，为本病的难治期。此时处方应辨明证候，辨证施治，以"急则治其标"，辅以扶正为治疗原则。其一，脾肾阳虚证，病机为老年人五脏俱衰，气血生化乏源，气虚则血瘀，瘀血内停则进一步耗伤气血，日久不治，致气血亏虚、脏腑虚寒。证候表现为患肢沉重胀痛，腰酸畏寒，皮温不高，皮色暗淡或有色素沉着，倦怠乏力，纳少，不渴，舌质淡胖，苔薄白，脉沉细无力，以脾肾阳虚为主。治宜通阳化湿为主，兼顾补气通络，在补气活血通络汤基础方上增加附子 3g、干姜 6g、白芍 6g、茯苓 10g、丹参 12g、甘草 6g。温肾以助阳气，健脾以利水湿。其二，瘀血阻络证，病机为因虚致实，病程迁延，瘀滞广泛，以血脉闭塞，气血不行为主。证候表现为肢体广泛性肿胀，皮色紫暗，皮温不高，肢体静脉怒张，沿血管走行方向有固定压痛，舌质紫暗或有瘀斑，舌苔白，脉弦涩，以瘀血阻络为主。治宜破血逐瘀，兼顾健脾益气，在补气活血通络汤基础方上增加水蛭 6g、虻虫 3g、地黄 10g、芍药 15g、甘草 6g。有破血逐瘀、活血消肿之效。其三，湿热下注证，病机为血瘀日久，瘀而化热，血不利则为水，导致湿热下注。主要证候为患肢明显肿胀、胀痛或剧痛，皮色红，伴有发热，或患肢溃疡并发感染，或并发血栓性静脉炎，血管走行处红肿热痛，舌质红，苔黄腻，脉滑数。治宜清热利湿为主，兼顾补气通络，在补气活血通络汤基础方上增加金银花 12g、玄参 10g、薏苡仁 15g、黄柏 10g、苍术 10g、茯苓 10g、川牛膝 10g、防己 10g、甘草 6g。有清热解毒、清热泻火、滋阴凉血之效。

本案患者二诊时因病情进展，患者症状变化，症见神疲乏力，少气懒言，面色晦暗，纳差，左下肢肿胀，皮色苍白，舌质淡暗，有齿痕，苔薄白，脉沉而涩。蔡建平教授认为此时证属气虚血瘀证，"气虚为本，血瘀为标"，治法遵循"标本兼治"的原则，既健脾益气治其本，又活血通络治其标，拟补气活血通络汤加减。

三诊时患者气虚血瘀诸症得减，蔡建平教授决定维持二诊方以巩固疗效。整个治疗过程中，蔡建平教授始终遵循"标本兼治"的原则，以达到最佳的治疗效果。

五、"从痹论治"治疗腰椎间盘突出症

验案 王某，男，60 岁。

[初诊] 2022 年 5 月 10 日。

[主诉] 反复腰腿痛 3 年，加重 2 个月。

[现病史] 患者 3 年前无明显诱因出现腰部疼痛，后疼痛逐渐牵扯到双大腿、

小腿后侧。近 2 个月以来上述症状明显加重，并出现行走困难。寐、纳可，二便调。

[**体格检查**] L_4~L_5 棘间及棘旁 1.5cm 处压痛，可引起下肢放射痛。右侧直腿抬高试验 60°、加强试验阳性，左侧直腿抬高 80°，右下肢萎缩。舌质淡，苔腻，脉弦滑。

[**影像检查**] 腰椎 MRI 检查提示：L_4~L_5 椎间盘突出。

[**中医诊断**] 腰痹病（血瘀气虚证）。

[**西医诊断**] 腰椎间盘突出症。

[**治则**] 益气化瘀，利湿通络。

[**治法**] 舒筋通痹方加减：炙黄芪 30g，柴胡 12g，当归 10g，生地黄 10g，炒白芍 12g，川芎 15g，红花 10g，乳香 10g，野菊花 15g，藿香 15g，制香附 12g，秦艽 10g，川牛膝 15g，地龙 10g，五灵脂 12g，姜半夏 10g，炙甘草 10g。14 剂，每日 1 剂，水煎分早、晚 2 次温服。同时嘱患者将药渣装入毛巾袋中温敷腰部，每日 1~2 次，每次待药渣凉后即可取下。

[**二诊**] 2022 年 5 月 25 日。患者下肢行走困难情况较初诊时有所改善，遇天气异常变化时症状变化不明显。舌淡红，苔厚腻，脉弦涩。

[**治法**] 处方为初诊方去柴胡、野菊花，加黄芩 10g、枳实 10g、陈皮 15g、厚朴 10g。14 剂。药渣同前使用。

[**三诊**] 2022 年 6 月 9 日。查体见患者双下肢肌肉力量基本恢复正常，行走基本正常。舌淡红，苔薄白，脉弦。

[**治法**] 继续予二诊原方 14 剂。

[**编者按**] 本案患者病程已久，且下肢肌肉萎缩明显，通常情况下会推荐手术治疗。然而，患者考量了多种因素，选择了非手术治疗方式。

国医大师施杞教授"从痹论治"治疗腰椎间盘突出症，蔡建平教授在此基础上通过临床实践深化该理论，他认为这类疾病的根源在于患者自身的正气虚弱。当正气不足时，外界的六淫邪气（风、寒、暑、湿、燥、火）便有机可乘，侵入体内，盘踞在经络之中，导致气血运行受阻，留滞在体内，从而引发疾病。血瘀在腰痹病的发病中扮演着重要角色，它分为有形与无形两种。一方面，由劳损外伤导致的腰痹病，其筋络血瘀多为有形之瘀。腰部作为身体的关键部位，一旦受损，就会导致血脉凝涩，经络壅滞，进而引发剧烈的疼痛，甚至使人无法转侧。这种疼痛的特点是日轻夜重，脉象涩滞。另一方面，由风寒湿邪诱发的腰痹病，其血瘀则表现为无形之瘀。当风寒湿邪乘虚而入，正气受阻无法宣行时，气血就会凝涩，久而久之形成痹病。这种痹病可能表现为肌肉麻顽、肢节挛急、半身不遂、全身游走性疼痛等症状。

此外，湿邪在腰痹病的发病中也占据重要地位。湿邪与寒邪相结合形成的寒湿之邪，是导致腰痛的重要病因之一。正如《素问·六元正纪大论篇》所述，感受寒邪后，患者会出现关节僵硬、腰椎疼痛等症状。值得注意的是，湿邪郁久还可能化热成为湿热之邪，进一步加重腰痛症状。湿邪郁久化热后，会出现少腹满、腰椎重痛、善注泄、足下温、头重以及足胫跗肿等症状。

综上所述，蔡建平教授认为腰痹病患者本身正气虚弱是发病的内在因素。当外感之邪气流注经脉时，会导致气血闭阻，留滞于内，从而引发疾病。因此，在治疗腰痹病等痹证时，应注重从扶正祛邪、调理气血、疏通经络等方面入手，以达到标本兼治的目的。

蔡建平教授认为，血瘀时间长会导致气机不畅，尤其是老年患者五脏功能都较弱，脾气不足会影响水湿的运化。脾主管湿，湿动起来就变成痰；肾主管水，水泛溢也会变成痰，这就是痰瘀的来源。血瘀久了必然会伴有水湿，而水湿停滞又会进一步加重痰瘀的生成。这样，痰湿内生，两者相互勾结，阻塞气机，时间一长又会再次炼津化痰，使病情缠绵难愈，反复发作。肝、脾、肾三脏功能失调是发病的根本原因。腰是肾的居所，肾主封藏，也是精气所在；肝主筋，也是藏血的脏器；脾主肌肉，是仓廪的根本，也是水谷汇聚之处。腰部由筋骨、肌肉构成，所有动作都依赖于肝、脾、肾的滋养。肝、脾、肾虚损会导致精血不足，从而引发腰痛。肾被称为"先天之本"，腰是肾的居所，是肾精灌溉的地方，所以腰痛与肾的关系最为密切。

肾虚是发病的关键。另外，肾还主管水液，如果肾气虚，水液就会失去蒸腾气化的功能，时间一长就会导致水湿内停，湿气过剩就会产生痰。湿是阴邪，容易伤害阳气，湿性重浊、黏滞，趋向下行，容易侵袭人体的下部，容易停留在腰部和下肢，阻塞经络，导致腰腿疼痛。

肝主筋，肾主骨，肝肾精血互生。肝主疏泄，具有疏通全身气机、调节气血津液输布的功能。《血证论》言："肝属木，木气冲和条达，不致遏郁，则血脉通畅。"脊柱作为督脉循行之枢，其动态平衡依赖肝气条达以推动气血上贯颠顶、下通四末，维持椎间盘营养代谢与压力平衡。肝在体合筋，脊柱韧带、椎旁肌群等"筋"受肝血濡养。《素问·痿论篇》强调"宗筋主束骨而利机关"，肝血充沛则筋柔骨正。肝气调畅，通过调节竖脊肌、腰大肌等核心肌群张力，维持脊柱前屈后伸的动态平衡，避免异常应力集中于椎间盘。

脾为后天之本，主运化、升清、统血及主肌肉四肢，其功能异常可直接影响气血生成、筋骨濡养及痰湿代谢，进而导致腰椎退变及突出。脾虚则水谷精微运化无力，气血生化不足，导致腰部筋骨失养。脾虚不能运化水湿，湿浊内生，聚而成痰，阻滞腰部经络。痰湿阻碍气血运行，又与退变髓核结合，加重神经压迫症状。脾气主升，能固摄宗筋、维持脊柱稳定性。脾虚则升清无力，宗筋弛缓，导致椎间盘髓核偏离正常位置而突出。脾虚导致中气下陷，可引起内脏下垂，间接影响腰椎力学平衡。腰椎失稳会加大椎间盘压力，加速纤维环破裂。脾虚气血亏虚，腰部肌肉失养，肌力下降，无法有效分担腰椎负荷，导致腰椎代偿性应力集中，加速椎间盘损伤。脾虚生痰，痰湿与瘀血互结，阻滞腰部经络，形成"血不荣筋，痰阻关节"的复杂病机。症状表现为腰腿麻木、活动受限，且易反复发作。

　　肝、脾、肾三脏的功能相互关联。肾所藏的精气需要脾胃所生的后天之精不断滋养；肝所藏的血依赖水谷精微的化生。所以肝主宰筋、肾主宰骨，都必须依赖脾胃这个后天之本来滋养。腰椎间盘突出症以肝肾亏虚为本，气血瘀滞为标，脾虚痰湿为兼夹因素。根据上述病机，蔡建平教授在刘氏骨伤思想基础上创立了"以气血为先，肝肾为本，痰瘀兼顾，以通为用"的治疗腰痹病的理论，并确立了以益气化瘀、补肾健脾法为主的治疗方法。

　　本案患者因长期病痛消耗正气，导致气虚血瘀。气虚使得血液循环不畅，瘀血阻滞经络，无法滋养筋肉，因此出现疼痛、肌肉萎缩等症状。同时，气机不畅还易引发痰湿内生，痹阻经络，进一步加重病情。舌苔腻，脉弦滑，这些都是痰湿阻滞的表现。蔡建平教授采取了中药内服与局部外敷相结合的方式，全面调理患者的身体。内服方以刘氏骨伤舒筋通痹方为基础方益气活血通络，减活血化瘀之桃仁，加姜半夏、藿香燥湿清热，又因久瘀易化火，故加野菊花清热。

　　二诊时患者症状有所缓解，蔡建平教授根据病情变化调整了处方，去除了柴胡和野菊花。但观察到患者舌苔依然厚腻，考虑为气机不畅，于是加入黄芩清肺热并助化痰，同时配陈皮、枳实、厚朴以增强理气化痰的作用。

　　三诊时患者诸症得减，蔡建平教授决定维持二诊原方以巩固疗效。整个治疗过程中，蔡建平教授始终遵循"以通为用"的原则，既益气扶正，又活血化瘀，同时清除体内的其他邪气，以达到最佳的治疗效果。